BEITRÄGE

ZUR

PRAKTISCHEN AUGENHEILKUNDE

VON

DR. J. HIRSCHBERG,

DOCENT A. D. UNIVERSITÄT ZU BERLIN.

ZWEITES HEFT.

LEIPZIG.
VEIT & COMP.
1877.

Das folgende Heft enthält den 7. Jahresbericht meiner Augenklinik (f. 1876) nebst einigen Abhandlungen über Refractionsmessung, Staaroperation und Enucleatio bulbi von mir und meinen Assistenten M. Pufahl, Thel und Rother.

Um die Uebersicht über unsere Beobachtungen und Bestrebungen aus dem Jahre 1876 zu vervollständigen, verweise ich noch auf

die Berlin. klin. Wochenschrift 1876, No. 1 u. 18;
Centralbl. 1876, No. 3;
v. Graefe's Archiv, XXII, 1; XXII, 3; XXII, 4;
Knapp's Arch. V, 2;
Arch. f. Anat. u. Physiol. 1877.

Dr. Hirschberg.

Inhalt.

I. Ueber den Lanzenschnitt zur Kernstaar-Extraction.

Von **J. Hirschberg.**

Die neueren Reformbestrebungen auf dem so überaus wichtigen Gebiete der Kernstaarextraction waren äusserst anregend und fruchtbar, wenn auch nicht jede Idee, nicht jedes operative Manöver von bleibendem Werthe gewesen. A. v. GRAEFE's peripherer Linearschnitt wird in der Wissenschaft wie in der Praxis fortleben, obwohl man den Plan, in der Ebene eines grössten Scleralkreises den Schnitt zu führen, hat fallen lassen; obwohl Alle, auch A. v. GRAEFE selber, im Vergleich zu der ursprünglichen Vorschrift, den Schnitt weniger peripher, mehr lappenförmig und grösser zu machen sich entschieden haben.

Die auf dem Boden von A. v. GRAEFE's einfachem Lanzenschnitt zur Extraction kernloser Staare erwachsenen Methoden von BOWMAN und CRITCHETT haben, wenigstens bei uns, keine grosse Verbreitung erlangt, — offenbar wegen der unliebsamen Beigabe der künstlichen Linsenentbindung mittelst des Löffels. Auch A. WEBER's Hohllanzenschnitt, welcher die Vermittelung zwischen der Löffelextraction und dem peripheren Linearschnitt darstellt, hat mehr Bewunderer als Nachahmer gefunden. Drei Gründe kann man dafür angeben: 1) die mathematischen Präliminarien WEBER's, welche den Lesern unverständlich waren; 2) das Stillschweigen des Autors über seine eigenen Resultate; 3) die Unmöglichkeit, gute Hohllanzen zu beschaffen.

Trotzdem verdient A. WEBER's Verfahren die grösste Beachtung; mir lieferte sie vorzügliche Resultate und war für mich der Ausgangspunkt neuer Bestrebungen: ich stehe nicht an zu vermuthen, dass der Lanze ein Theil der Zukunft gehört. Bei meinen Operationen nach A. v. GRAEFE bestrebte ich mich mit vielen anderen, den Schnitt so nahe als möglich der Hornhautperipherie anzuschmiegen und ihm eine Sehnenlänge von 11 Mm. zu geben, wie sie für die grossen und harten Staare erforderlich und ausreichend ist.

Der Halbmesser des von dem Hornhautumfang gebildeten Kreises ist ungefähr gleich 6 Mm.;

$$\frac{5,5}{6} = 0,908 = \text{arcsin} \,.\, 65^0.$$

Der Bogenschnitt ($S^1S^2S^3$) muss also ungefähr 130^0 d. h. etwas mehr als $^1/_3$ der Hornhautperipherie umfassen.*)

Es ist also geometrisch selbstverständlich, dass man diesen Schnitt am einfachsten und sichersten ausführt, wenn man die Bulbuskugel durch eine Ebene schneidet, d. h. wenn man ein ebenes Lanzenmesser von genügender Breite in dem leicht erkennbaren Scheitelpunkt des Bogens einsticht und parallel der leicht erkennbaren Ebene der Cornealbasis vorstösst. Soll derselbe Schnitt mittelst des Schmalmessers vollendet werden, so hat man erst im Punkt S^3 einzustechen, nach dem Centrum der Hornhautbasis zu zielen, das Messer umzulegen und schliesslich mit der Ebene des Schnittes den Punkt S^2 zu treffen. Es ist dies ja natürlich gut ausführbar; und abgesehen von den zahlreichen Erfahrungen der Fachgenossen gestattet mir $^1/_4$ Tausend mit den üblichen

---

*) Das von dem Scheitel des Bogens auf die Sehne gefällte Loth ist sin. vers. $65^0 = (1 - \cos 65^0)\, 6 = 3,5$ Mm.

Die Geometrie der Staarschnitte, welche nutzlos so viele Bogen der neueren Fachliteratur füllt, wird erledigt durch den folgenden bekannten Satz: Ist a die Länge der Sehne zwischen Einstichs- und Ausstichspunkt, so ist der im Normalschnitt belegene kürzeste Bogen zwischen diesen beiden Punkten gleich $a\left(1+\frac{a^2}{24\,r^2}\right)$; und die Länge eines schrägen Bogens zwischen diesen Punkten, dessen Ebene mit der des Normalschnitts den $\angle\, \alpha$ bildet ist $a\left(1+\frac{a^2}{24\,r^2\cos^2\alpha}\right)$

In unserem Fall ist $\alpha = \text{arcsin}\,\frac{3,5}{8} = 25^0$; $\cos^2 25^0 = 0,8$ pp.

Erfolgen ausgeführter eigener Operationen nach v. GRAEFE's Methode ein eigenes Urtheil. Unzweifelhaft ist aber hierbei die Summe der kleinen Fehler grösser als bei dem Lanzenschnitt.

Den Mathemathikern und Physikern gilt es als ausgemacht, dass wir nach einem Punkt S^2 einer Ebene zielend besten Falls irgend einen Punkt s treffen, welcher sehr nahe oder, bei genügender Präcision, selbst unendlich nahe an S^2 liegt: aber den Punkt S^2 treffen wir nicht. Das Schwarze in den Scheiben der Schützen ist im Verhältniss zu den Dimensionen der Geschosse eine leidlich ausgedehnte Fläche. Die scheinbare Unfehlbarkeit, in welche manche Operateure sich zu hüllen lieben, und die Berechnung des freihändig zu führenden Schnittes bis auf Hundertstel eines Millimeters möchte Physikern, geübten Zeichnern und Scharfschützen ein Lächeln abnöthigen.

Der erfahrene Operateur wird die Fehler klein machen, so dass sie nicht unmittelbar das Resultat der Operation compromittiren: aber sie kommen vor, auch bei den besten Operateuren. Es ist aber zweifellos, dass sie geringfügiger ausfallen, je einfacher die gestellte Aufgabe. Darum wird der Lanzenschnitt nicht blos Anfängern besser gelingen, sondern auch in den Händen der Geübten vielleicht häufiger und regelmässiger dem Ideal sich annähern als die complicirtere Technik des Contrapunctionsschnittes. Dazu kommt, dass der Lanzenschnitt zwar geräumig genug ist, um das ganze Linsensystem bequem austreten zu lassen, aber wegen der Dünne der schneidenden Fläche, welche die denkbar geringste Zerstörung in den Fibrillen der Umhüllungshaut setzt, wegen der breiteren Berührungsfläche der Wundlefzen und wegen ihres ventilartigen Verschlusses bei langsamem und vorsichtigem Operiren das Kammerwasser vollständig zurückhält, so dass das Linsensystem nicht brüsk gegen die Hornhaut vorrückt.

Aus den nämlichen Gründen findet man 6 Stunden nach der Operation die Vorderkammer von normaler Tiefe; Tags nach der Operation die Wunde fest verschlossen, bei focaler Beleuchtung kaum sichtbar; die corneale Lefze nicht über die sclerale dachziegelförmig vorgeschoben. Man vermisst hier fast vollständig die zur normalen Wundreaction des von GRAEFE'schen Schnittes gehörige Füllung der Hornhautspalten in der Nähe der Wunde. In Folge davon wird man, mit der Methode vertraut, vielleicht eine etwas geringere Zahl von Verlusten als bei dem peripheren Linearschnitt und vielleicht, wegen des geringeren Astigmatismus, i. A. eine etwas bessere Sehschärfe erzielen.

Meine Lanze*) hat genau die Form der grössten von A. WEBER; nur dass ihre Schnittfläche nicht concav, sondern vollkommen eben ist. Ich will nicht unterlassen zu erwähnen, dass Prof. HORNER bereits 1867 das Hohlschleifen der Lanze für unwesentlich erklärt hat. Ich operire nach oben, im Allgemeinen ohne Narcose, mache eine Irisexcision und die Cystitomie nach v. GRAEFE's Principien, evacuire aber nach WEBER die Linse durch sanftes Niederdrücken der scleralen Wundlefze.

Die glatte Heilung der Lanzenmesserschnitte hat uns wieder um eine Illusion ärmer gemacht, — nämlich dass der Bindehautlappen von massgebendem Werthe sei.

Ich beabsichtige nicht den Lanzenschnitt zur Allgemeinmethode zu empfehlen. Wenn aber das eine Auge eines alten Individuum, nach v. GRAEFE's Verfahren tadellos operirt, dennoch vereitert ist, so fühlt man für das 2. Auge das Bedürfniss einer Technik, welche noch grössere Garantien der prima intentio zu leisten im Stande ist.

II. Ueber Refractionsmessung und über ein neues Optometer.

Von **J. Hirschberg.**

Die Kenntniss des Fernpunktes eines jeden zu untersuchenden Auges ist unerlässlich, jedoch die gewöhnliche

*) Ich habe auch herzförmige, ebene Lanzen anfertigen lassen, die wegen des spitzeren Winkels leichter eindringen.

Prüfung mit Brillengläsern öfters eine öde, langwierige Arbeit: wenn nämlich die Patienten das beste Correctionsglas nicht genau angeben oder zwischen 2—3 Gläsern unentschieden hin und her schwanken. Auch ist es ja nach den Eigenschaften unserer Sinnesorgane und unserer Psyche überhaupt nicht so ganz leicht, zwei zeitlich getrennte Eindrücke — wie das Sehen durch 2 verschiedene, nach einander aufgesetzte Brillengläser — mit Sicherheit zu vergleichen. Es geht schon besser, wenn man sehr rasch vom ersten Eindruck zum zweiten übergehen und ebenso rasch vom zweiten zum ersten zurückkehren kann. Deshalb lasse ich die sämmtlichen Gläser des Brillenkastens der Reihe nach in Rahmen stecken, aber so, dass jedes einzelne an seinem metallenen Handgriff bequem hervorzuziehen ist. Der Patient lässt den Rahmen vor seinem Auge hin und her gleiten, um rasch jedes Glas mit seinen beiden Nachbarn vergleichen und sicherer das beste bezeichnen zu können.

Aber wenn auch unsere Brillenkasten ziemlich vollständig sind mit Rücksicht auf das praktische Bedürfniss und den bei den Brillenhändlern käuflichen Vorrath von Gläsern, so empfiehlt es sich doch vom physikalischen Standpunkt aus, nicht mit sprungweise, sondern mit continuirlich veränderlichen Brillengläsern die Refractionsbestimmung zu machen. Aus diesem Bestreben erwuchs A. v. Graefe's Refractometer (1863). Das Instrument beruht auf dem Princip des Galilei'schen Fernrohrs, besitzt also ein convexes Objectiv und ein concaves Ocular, und giebt recht gute Resultate; es ist aber etwas lang und schwer und braucht für die verschiedenen Refractionstypen 3 verschiedene Oculare. Aehnlich ist das Instrument von Snellen in Utrecht, nur kürzer, so dass es nicht einem Doppelfernrohr, sondern einer Doppelbrille gleicht; statt verschiedener Oculare braucht er, um alle Fälle zu untersuchen, 2 nach demselben Princip construirte Instrumente mit verschiedenen Gläsern. Beide Apparate haben trotz des richtigen Grundgedankens keinen Eingang in die allgemeine Praxis gefunden.

Mir scheint es vortheilhafter, das Princip des astronomischen Fernrohrs zu benutzen*) zur Construction eines neuen Optometers, welches einfach und handlich ist und dabei eine recht scharfe Einstellung gestattet. Es besteht also aus einer Combination zweier Convexlinsen von kurzer, aber verschiedener Brennweite ($F_1 > F_2$)**) und giebt natürlich von den ungefähr um 20 Fuss entfernten Schriftproben ein umgekehrtes Bild. Damit den Patienten die Buchstaben aufrecht erscheinen, wird die Schriftprobentafel auf den Kopf gestellt.

Die Wirkung des Apparates ist nach den Elementen der Dioptrik leicht verständlich. Wenn aus dem vorderen Hauptbrennpunkt B_2 einer Convexlinse ein Lichtstrahlenbündel ausgeht, so tritt es aus der Linse der Hauptachse parallel hervor. Geht das Strahlenbündel von einem Punkte B_1 aus, dessen Entfernung von der Linse kleiner ist als die Hauptbrennweite derselben, so tritt das Strahlenbündel aus der Linse hervor in divergirender Richtung; dagegen in convergirender, wenn die Entfernung des Lichtpunktes grösser ist als die Hauptbrennweite der Linse. Das von einem Punkt der 20 Fuss entfernten Schriftprobentafel ausgehende, also nahezu parallel auf das Objectiv fallende Lichtstrahlenbündel tritt parallel aus dem Ocular hervor, wenn der vordere Hauptbrennpunkt der zweiten Linse B_2 mit dem hinteren Hauptbrennpunkt der ersten Linse B_1 zusammenfällt. Dasselbe einfallende Strahlenbündel tritt divergent aus dem Ocular hervor, wenn der vordere Hauptbrennpunkt der zweiten Linse B_2 zwischen dem hinteren Hauptbrennpunkt B_1 und zwischen dem optischen Mittelpunkt der ersten Linse liegt; dasselbe einfallende Strahlenbündel verlässt das Ocular in convergirender Richtung, wenn der vordere Hauptbrennpunkt der zweiten Linse hinter dem hinteren Hauptbrennpunkt der ersten Linse belegen ist. Soll mit dem Apparate ein scharfes Bild der fernen Schriftprobentafel gewonnen werden für ein emmetropisches Auge, d. h. für ein

---

*) Verhdl. d. physiol. Gesellsch. z. Berlin, 1876, No. 7 (den 15. Juni).

**) z. B. $F_1 = 1,5$ Zoll; $F_2 = 1$ Zoll.

solches, welches im Ruhezustande der Accommodation auf einen unendlich weiten Fernpunkt oder auf parallele Lichtstrahlenbündel eingestellt ist, so muss der Abstand zwischen den beiden Convexlinsen genau gleich der Summe der Hauptbrennweiten der beiden Linsen sein, $D = F_1 + F_2$.

Soll mittelst des Apparates ein scharfes Bild der fernen Schriftprobentafel gewonnen werden für ein myopisches Auge, d. h. für ein solches, welches im Ruhezustand der Accommodation auf einen in endlicher Entfernung vor dem Auge oder auf homocentrische Strahlenbündel von einem bestimmten Divergenzgrade eingerichtet ist, so muss die Distanz zwischen Ocular und Objectiv kleiner sein als die Summe der Hauptbrennweiten der beiden Linsen und grösser als die Hauptbrennweite der ersten, $D < F_1 + F_2$, $D > F_1$. Soll endlich mittelst des Apparates ein scharfes Bild der fernen Schriftprobentafel gewonnen werden für ein hypermetropisches Auge, d. h. für ein solches, welches im Ruhezustande der Accommodation auf einen in endlicher Entfernung hinter dem Auge gelegenen Fernpunkt oder auf homocentrische Strahlenbündel von einem bestimmten Convergenzgrade eingerichtet ist, so muss die Distanz zwischen Objectiv und Ocular grösser sein als die Summe der Hauptbrennweiten der beiden Linsen, $D > F_1 + F_2$. Indem man also die Distanz D zwischen den Knotenpunkten der beiden Gläser durch Ausschrauben des Apparates von der Länge F_1 allmählich bis über die Länge $F_1 + F_2$ vergrössert, wird jedem von der fernen Schriftprobentafel auf das Objectiv fallenden parallelen Strahlenbündel jeder beliebige Grad von Convergenz oder Divergenz einschliesslich des Parallelismus zuertheilt, und, da zu jeder Länge D eine bestimmte Fernpunktseinstellung des untersuchten Auges gehört, ein ebenso einfaches wie sicheres Optometer gewonnen.

Von Burow's Optometer ist das meinige so verschieden, wie eben eine Lupe von einem astronomischen Fernrohr; beim Sehen durch eine Lupe ist keine Sicherheit gegeben, dass die Accommodation des untersuchten Auges genügend erschlafft werde. Mein Instrument kann monocular angewendet werden in Gestalt eines einfachen Fernrohrs, wobei das andere Auge in passender Weise verdeckt wird, oder binocular nach Art eines Doppelfernrohrs, wobei der gegenseitige Abstand der beiden Röhrenachsen veränderlich ist entsprechend der veränderlichen Entfernung der Pupillencentra; indem man auf das Objectiv der einen Röhre eine Blechkapsel aufsetzt, kann auch jedes Auge für sich geprüft werden. Mein Apparat participirt an allen den Vorzügen, welche das astronomische Fernrohr, wie sein Erfinder Joh. Keppler 1611 sofort gefunden, vor dem Galilei'schen Fernrohr voraus hat: diese Vortheile bestehen bekanntlich in der grösseren Weite des Gesichtsfeldes, in der Möglichkeit, die scharfe Einstellung objectiv zu controliren und durch ein Mikrometer entweder die Entfernung oder die Grösse des Objectes genau zu messen. Es ist eine befremdliche Thatsache, dass die Mediziner bisher, wo sie eines vergrössernden Fernrohrs bedurften, — in der Laryngoscopie,*) in der Augenheilkunde, — bei dem primitiven Instrument von Galilei verharrten.

In einer Hinsicht aber geht mein Optometer über seine Vorgänger hinaus, es gestattet eine bequeme und sichere Controle des auf der Angabe des Patienten beruhenden Resultates, wodurch die subjective Funktionsprüfung zu dem Range einer objectiven Messungsmethode erhoben wird. Wird mein Optometer umgedreht, so dass Objectiv und Ocular ihre Rollen tauschen, so bleibt es ein Optometer, hat aber andere Constanten gewonnen, so dass jetzt eine andere ganz bestimmte Länge D^1 für ein bestimmtes ametropisches Auge erforderlich ist. Dies kann man durch einen einfachen Versuch an seinem eigenen Auge feststellen und auch aus den Elementen der Dioptrik leicht einsehen. Für einen bestimmten Grad von Hypermetropie liegt der Fernpunkt des untersuchten Auges um die Strecke ϱ^1 (im Sinne der einfallenden Lichtstrahlen) hinter dem Knotenpunkt des Ocular; es ist bei der ersten Position des Instrumentes

*) Vergl. d. Verhdl. d. berl. med. Gesellsch. vom 22 November 1876.

$D = F_1 + \frac{\varrho^1 F_2}{\varrho^1 - F_2}$, und bei der zweiten Position

$D^1 = F_2 + \frac{\varrho^1 F_1}{\varrho^1 - F_1}$.

Da aber F_1 von F_2 verschieden ist, kann D für endliche*) Werthe von ϱ^1 niemals gleich D^1 werden. Für den Fall der Myopie ist ϱ^1 negativ zu setzen: der Fernpunkt (d. h. der Vereinigungspunkt des aus dem Ocular tretenden Lichtstrahlenbündels) liegt im Sinne der einfallenden Lichtstrahlen vor dem Knotenpunkt des Ocular. Man erhält

$$D = F_1 + \frac{\varrho^1 F_2}{\varrho^1 + F_2}$$

$$D^1 = F_2 + \frac{\varrho^1 F_1}{\varrho^1 + F_1}.$$

Auch hier kann (für endliche Werthe von ϱ^1) D nicht gleich D^1 werden. Wird aber $\varrho^1 = \infty$ (im Verhältniss zu F_1, resp. F_2), so folgt für jeden Werth von F_1 und F_2

$$D = D^1 = F_1 + F_2:$$

im Fall der Emmetropie, wie selbstverständlich, bleibt der richtig eingestellte Apparat passend, auch wenn man ihn umdreht.

Ist der Apparat gegeben, so besitzt jedes ametropische Auge einen bestimmten, leicht zu berechnenden Werth von D und von D^1, welche zu einander gehören. Stimmt bei dem Versuch D nicht mit D^1, so kann man ungenaue Einstellung, unter Umständen auch Simulation erkennen. Wenn hingegen bei dem Versuch D mit D^1 harmonirt, so ist die Sicherheit gegeben, dass der Patient genau eingestellt hat: eine Sicherheit, welche man bei der Prüfung mit den gewöhnlichen Brillengläsern**) und Optometern nicht in dieser Weise erreichen kann.

---

*) „endlich" im Vergleich zu F_1 und F_2, wobei zu berücksichtigen, dass $F_1 - F_2$ eine kleine, aber im Verhältniss zu F_1 oder F_2 nicht verschwindend kleine Grösse darstellt: z. B. $F_1 = 1{,}5''$, $F_2 = 1''$.

**) Der Versuch ist weit exacter und eleganter, als wenn man durch Uebereinanderlegen eines Convexglases von der Brennweite x_1 und eines Concavglases von der Brennweite x_2 ein Brillenglas zusammensetzt, dessen Brennweite ξ annähernd gegeben ist durch $\frac{1}{\xi} = \frac{1}{x_1} - \frac{1}{x_2}$.

Indem wir die Vergrösserung des Apparates in einfacher Weise für jede Länge D und D' vorher berechnen, können wir damit gleichzeitig die Sehschärfe bestimmen. Der empirisch ermittelte Sehschärfebruch dividirt durch die entsprechende Vergrösserungszahl giebt die wirkliche Sehschärfe. Auch hierzu erhält man 2 Werthe für die beiden Positionen des Apparates, und als wahrscheinlichsten Werth das arithmetische Mittel aus beiden.

Wir wollen zunächst den Fall betrachten, dass das Objectiv eine Hauptbrennweite von $1\frac{1}{2}$ Zoll = 40,5 Mm. und das Ocular eine Hauptbrennweite von 1 Zoll = 27 Mm. besitzt. Die Hornhaut des untersuchten Auges steht $\frac{1}{3}$ Zoll hinter dem Ocular, was durch eine kleine, vorn und hinten offene Blechkuppel am Ocular sicherer bewirkt werden kann: dies ist auch die mittlere Brillen-Hornhautdistanz. Bestimmt wird r^1, der Abstand zwischen dem Knotenpunkt des Ocular und dem Fernpunkt des untersuchten Auges, wodurch unmittelbar, ohne weitere Correction, die für parallelen Lichteinfall corrigirende Brille gefunden ist.

Für $r^1 = +3''$ (M. $\frac{1}{3}$ pp.) wird D = 60,5 Mm.,
$r^1 = +\infty$ (E.) wird D = 67,5 Mm.,
$r^1 = -3''$ H. $\frac{1}{3}$ pp.) wird D = 82 Mm.

Die Schwankungsgrösse von D beträgt also ungefähr 20 Mm. Da das Ocularrohr eine Theilung in halbe Mm. besitzt und $\frac{1}{2}$ Mm. rasch und scharf abzulesen ist, kann man die verschiedenen Einstellungen von M $\frac{1}{3}$ bis H $\frac{1}{3}$ ungefähr in 40 Kategorien eintheilen und Zwischenstufen schätzen. 40 Kategorien geben eine grössere Genauigkeit, als wenn man (nach Donders) das Refractionsintervall $\frac{1}{48}$ benutzt. Nach neuem Metermaass würde man die Genauigkeit von etwa 0,5 Dioptrie erreichen. Man sieht ja sofort, dass der Apparat sich ebenso gut dem Zoll-, wie dem Metermaasse fügt. Die Grösse D und F sind in Mm. gegeben, r^1 darauf zu reduciren; folglich ist für ein hypermetropisches Auge die Zahl δ der dasselbe für paralleles Licht corrigirenden Dioptrien,

$$\frac{\delta}{1000} = \frac{1}{r^1} = \frac{1}{F_2} - \frac{1}{(D - F_1)} = \frac{D - (F_1 + F_2)}{(D - F_1) F_2},$$

$$\frac{\delta}{1000} = \frac{1}{r^1} = \frac{1}{F_1} - \frac{1}{(D^1 - F_2)} = \frac{D^1 - (F_1 + F_2)}{(D^1 - F_2) F_1}.$$

Dreht man das Instrument um, so ist für

$r^1 = + 3''$ (M. $1/3$ pp.) $D^1 = 54$ Mm.,
$r^1 = \infty$ (E.) $D^1 = 67{,}5$ Mm.,
$r^1 = - 4''$ (H. $1/4$ pp.) $D^1 = 108$ Mm.*)

Die myopische Strecke ist bei dieser Anordnung ein wenig, die hypermetropische beträchtlich ausgezogen und also noch weit genauer zu prüfen.

Ein kleines astronomisches Doppelfernrohr, welches billig und handlich ist, genügt den Bedürfnissen der Praxis. Die Praktiker aber wollen und sollen nicht rechnen bei solchen Untersuchungen, welche rasch und so zu sagen mechanisch von Statten gehen müssen. Deshalb werde ich den (von Herrn P. DOERFFEL, Berlin, 46 Unter den Linden zu beziehenden) Apparaten eine Tabelle beigeben, welche die zu jedem Werthe von D (resp. D^1) gehörige Fernpunktsdistanz (r^1) und Vergrösserungszahl (V) enthält, etwa nach dem folgenden Schema, welches sich auf unser Beispiel ($F^1 = 1{,}5''$, $F_2 = 1''$) bezieht.

r^1 (Zoll)	D (Mm.)	V	D^1 (Mm.)	V^1
+ 3″ (M)	60,75	2	54	1
+ 6″	63,6	1,76	61	0,8
+ 9″	64,1	1,72	61,7	0,78
+ 12″	65,4	1,6	63	0,75
+ 24″	66,1	1,58	65	0,7
∞	67,5	1,5	67,5	0,66
— 24″ (H)	68,5	1,44	70,2	0,62
— 12″	70	1,4	73,3	0,6
— 9″	70,9	1,3	75,6	0,58
— 6″	74,5	1,2	81	0,5
— 3″	82,5	0,97	108	0,3

*) Leider lässt sich ein Tubus von 54 Mm. nicht durch Ausschrauben auf 100, sondern nur ungefähr auf 85 Mm. verlängern.

Eine solche Scala kann auf doppelte Weise gewonnen werden, erstens durch theoretische Berechnung, zweitens durch empirische Messung.

Zur theoretischen Berechnung muss man die Brennweiten der beiden Convexgläser genau kennen, genauer als sie uns der Optiker angiebt, welcher nur den Radius seiner Schleifschale, aber nicht den Brechungsindex des verwendeten Glasstückchens berücksichtigt. Wenn nun einem optischen Instrument nicht blos physische, sondern auch theoretische Durchsichtigkeit zukommt, falls man, ohne dasselbe auseinander zu nehmen, bei der gewöhnlichen Anwendung, seine optischen Constanten mit Bequemlichkeit und Schärfe bestimmen kann; so trifft dies bei unserem Optometer zu, da der Untersucher nur die seinem Auge entsprechende Länge des Apparates für 3 verschiedene Objectdistanzen zu messen braucht, um die Brennweiten der beiden Linsen genau zu erfahren. D_1 sei die Länge des Apparates für ein unendlich*) weites Object, D_2 für ein um die endliche Länge f_1 vom Knotenpunkt des Objectiv entferntes Object; D_3 für ein um eine andere endliche Länge f_2 entferntes Object, — alles bei der ersten Position des Apparates: so ist (bei positivem r^1**)

$$1)\ D_1 = F_1 + \frac{r^1 F_2}{r^1 - F_2}$$

$$2)\ D_2 = \frac{f_1 F_1}{f_1 - F_1} + \frac{r^1 F_2}{r^1 - F_2}$$

$$3)\ D_3 = \frac{f_2 F_1}{f_2 - F_1} + \frac{r^1 F}{r^1 - F_2}$$

$$4)\ D_2 - D_1 = \frac{f_1 F_1}{f_1 - F_1} - F_1 = \frac{F_1^2}{f_1 - F_1}$$

$$5)\ D_3 - D_1 = \frac{f_2 F_1}{f_2 - F_1} - F_1 = \frac{F_1^2}{f_2 - F_1}$$

$$6)\ F_1^2 = (f_1 - F_1)(D_2 - D_1) = (f_2 - F_1)(D_3 - D_1).$$

$$\text{I.)}\ F_1 = \frac{f_2 (D_3 - D_1) - f_1 (D_2 - D_1)}{(D_3 - D_2)},$$

Gleichung I. giebt die gesuchte Grösse F_1 durch die experimentell ermittelten Grössen. Man könnte jetzt diesen Werth

*) d. h. relativ zu F_1 unendlich weites.

**) d. h. bei H des Untersuchers; bei Myopie ist r negativ, bei E aber ∞ zu setzen: r hebt sich aber sogleich aus der Rechnung.

in Gl. 1) und 2) einsetzen, r^1 eliminiren und F_2 berechnen. Besser ist es, 3 analoge Messungen bei der 2. Position des Apparates vorzunehmen. Wählt man hierzu die entsprechenden griechischen Buchstaben, so folgt

$$\text{II)}\ F_2 = \frac{\varphi_2 (\Delta_3 - \Delta_1) - \varphi_1 (\Delta_2 - \Delta_1)}{(\Delta_3 - \Delta_2)}.$$

Eine empirische Skala kann sich jeder leicht für sein Instrument herstellen, indem er seinem Auge durch die verschiedenen Brillengläser successive jeden beliebigen Grad von Ametropie einschliesslich der Emmetropie zuertheilt und die jeder Refraction entsprechende Länge des Apparates für beide Positionen ermittelt.

Auch für die Bestimmung des Astigmatismus, sowohl des einfachen wie auch des gemischten, ist die Methode verwendbar, wenn man auf das Objectiv eine drehbare Blechkapsel mit einem stenopäischen Schlitz setzt.

Meine Absicht geht nicht dahin, durch mein Optometer die Brillenkasten verdrängen zu wollen. Seine Anwendung wird aber einerseits in praktischer Hinsicht viel Zeitersparniss liefern, andererseits in wissenschaftlicher Hinsicht einen höheren, für manche Untersuchungen wünschenswerthen Grad von Genauigkeit gewähren, wenn man den Apparat auf einem passenden Stativ befestigt, die Gläser möglichst achromatisch und aplanatisch und von etwas längerer Brennweite wählt. Bei $F_1 = 2^1/_2''$, $F_2 = 1^1/_2''$ wird

für $r^1 = +3''$ (M. $^1/_3$ pp.) $D = 100$ Mm., $D^1 = 85$ Mm.,
$r^1 = \infty$ (E) $D = 108$ Mm., $D_1 = 108$ Mm.,
$r^1 = -3''$ (H. $^1/_3$ pp.) $D = 130$ Mm., $D_1 = 140$ Mm.

Hier gewinnt man ungefähr 120 ablesbare Kategorien; $^1/_2$ Mm. bedeutet nur eine sehr kleine Refractionsdifferenz.

Die objective Methode der Refractionsprüfung mittelst des Augenspiegels und zwar mittelst des aufrechten Netzhautbildes ist von dem Erfinder des Augenspiegels sofort angegeben und von allen Ophthalmologen adoptirt worden. Hat das untersuchte wie das untersuchende Auge seinen festen Platz eingenommen und jedes sich für seinen Fernpunkt eingerichtet, so ist dasjenige Correctionsglas das passende, für welches der Fernpunkt des Untersuchers und der des Untersuchten 2 conjugirte Bildpunkte darstellen; mit anderen Worten dasjenige Glas, welches den Fernpunkt des Untersuchten verlegt in den Fernpunkt des Untersuchers: d. h.

$$\frac{1}{p} = -\left(\frac{1}{R^1} + \frac{1}{r^1}\right),$$

wenn p die Hauptbrenn- (Zerstreuungs-)Weite des Correctionsglases;

R^1 die Fernpunktsdistanz des Untersuchers;

r^1 die Fernpunktsdistanz des Untersuchten, beide vom Knotenpunkt des Correctionsglases aus gerechnet.

Um die Correctionsgläser rasch wechseln zu können, hat man in der neuesten Zeit zahlreiche Refractionsophthalmoscope construirt, welche auf drehbaren Scheiben hinter dem Spiegel einen Brillenkasten in Duodezformat enthalten. Die meisten dieser Spiegel geben dem geübten Untersucher ganz befriedigende Resultate, aber sie sind nicht frei von Mängeln.

Erstlich blickt man hierbei schief durch die Correctionsgläser, welche dann eine andere und zwar kürzere Brennweite besitzen, als bei nahezu senkrechtem Lichteinfall, und ausserdem eine astigmatische Wirkung entfalten.

Um dies ohne Rechnung durch einige Beispiele zu erläutern, will ich kurz folgendes bemerken: Mit $-\frac{1}{20}$ und bei senkrechtem Lichteinfall erkenne ich (bei M. $\frac{1}{11}$) Sn C: 20′ mühsam; mit demselben Glase, wenn es um 45° gedreht wird, Sn L XX: 20′; sicher und von L einige Buchstaben, jedoch unter charakteristischer, astigmatischer Verzerrung. Mit $-\frac{1}{16}$ und bei senkrechtem Lichteinfall erkenne ich Sn L XX: 20′; mit demselben Glas, wenn es um 20° gedreht wird, Sn X L: 20′.

Der ursprüngliche Apparat von Helmholtz, welcher überhaupt nach meiner Meinung heutzutage viel zu wenig benutzt wird, ist vollkommen frei von diesem Fehler, da der plane Spiegel schief, das Correctionsglas aber senkrecht steht gegen die Schachse des Untersuchers. Das gleiche gilt von dem vortrefflichen Spiegel von Ed. v. Jäger. Leider ist das empirische Aussuchen des besten Correctionsglases für diese Spiegel ein wenig zeitraubend; dafür wird man aber durch grössere Schärfe des Bildes und Genauigkeit in der Erkennung des Refractionszustandes belohnt.

Sodann ist man bei dem Bestreben, einen ganzen Brillenkasten auf die Peripherie eines Kreises von 25 Mm. Durchmesser zusammenzudrängen, naturgemäss zu winzig kleinen Gläsern von 2 Mm. Durchmesser angelangt. Diese sind sehr unzweckmässig. Während die natürliche Helligkeit eines Objectes bei der Betrachtung durch gute Gläser nicht wesentlich beeinträchtigt wird, sinkt die Helligkeit rapide, sowie der Durchmesser des Glases kleiner wird, als der der Pupille (resp. als das Bild der Pupille, welches von dem aus Hornhaut u. Kammerwasser zusammengesetzten dioptrischen System entworfen wird;) nämlich im Verhältniss von dem Quadrat des Glasdurchmessers. (Vgl. Euler's Briefe, 1768; Klügel's analyt. Dioptrik 1778; Helmholtz, physiol. Optik.) Von dem zur Beleuchtung des Augeninnern benutzten Licht wird unter solchen Verhältnissen ein gewisser Theil lediglich zur Blendung des Patienten verwendet, ohne zur Erhellung des untersuchten Netzhautbildes beizutragen. Dass diese Spiegel wirklich den zur Pupille gehenden Lichtstrahlenkegel verschmälern, sehe ich, ohne weitere Messung oder Rechnung, sofort daran, dass ich (bei M. $\frac{1}{11}$) mit freiem Auge Sn CC : 20', durch das Nulloch eines derartigen Spiegels blickend, Sn C : 20' erkenne. Dioptrische Mess-Apparate sollen aber nicht mit dem Princip des stenopäischen Loches behaftet sein. Ein zweiter Mangel der kleinen Gläser sind die Reflexe, welche sich über $^1/_2$ oder $^1/_3$ des Gesichtsfeldes legen. Untersucht man dieselben genauer, so ist leicht ersichtlich, dass es Katakaustiken sind, welche von der beleuchteten Seite des kurzen Canals herrühren, der durch Spiegel und Fassung geht.

Matte Schwärzung des Canals durch eine Auflösung von Russ in Terpentin verringert diese Reflexe erheblich;

unerlässlich ist aber, den Durchmesser des Canals wie der Gläser nicht zu klein zu wählen. Weniger zweckmässig scheint es, nur durch Fortlassen der Folie im Centrum des Spiegels sich ein Guckloch zu verschaffen.

Ich habe nach dem Modell des Knapp'schen ein Refractionsophthalmoscop anfertigen lassen, welches nur die halbe Zahl der Gläser, aber alle von doppeltem Durchmesser enthält, von den beiden gerügten Fehlern frei, für Anfänger sehr bequem und dabei bedeutend billiger, endlich für den rein praktischen Zweck einer schnellen und annähernden Refractionsbestimmung ausreichend ist; ich bediene mich desselben — an Stelle des v. Jäger'schen — in den gewöhnlichen Fällen von Brillenwahl, um Zeit zu ersparen.

Noch einfacher aber ist es, wenigstens für praktische Aerzte, die Idee, einen Brillenkasten hinter dem Augenspiegel anzubringen, ganz fallen zu lassen. Jeder Arzt, der Augenuntersuchungen anstellen will, braucht einen Brillenkasten und einen Augenspiegel. Er nehme den ersteren mit den von mir vorgeschlagenen Rahmen und den letzteren mit der Helmholtz-v. Jäger'schen Einrichtung, die bereits in dem kurzen Tubus dasjenige Correctionsglas enthält, welches das Auge des Untersuchers für parallelen Lichteinfall corrigirt. In senkrechter Haltung wird der Rahmen*) mit den Gläsern vor dem untersuchten Auge von oben nach unten geführt, bis man das beste Glas gefunden; dieses aus dem Rahmen gezogen und und mittelst des gewöhnlichen Brillengestells dem Auge des Patienten vorgesetzt und dieses nunmehr genauer untersucht. Der Hauptvortheil ist der, dass man r^1, also dasjenige Glas, welches das untersuchte Auge für parallelen Lichteinfall corrigirt, direct ermittelt hat; man braucht nicht, wie bei der gewöhnlichen Methode, eine Correction wegen der (nicht sehr bequem messbaren) Interoculardistanz einzuführen. Man lernt leicht, die Reflexe des Augenspiegels im Correctionsglase aus dem Gesichtsfeld zu ver-

*) Stimmel hat eine solche Untersuchungsmethode (1875) vorgeschlagen, aber ad hoc besondere Rahmen construirt, aus denen die Gläser nicht entfernt werden können.

schieben. Wer aber diese Methode nicht allgemein anwenden will, muss doch wenigstens für die höheren Grade von Kurzsichtigkeit ihren Werth anerkennen. Die Netzhhaut eines mit Myopie $^1/_3$ bis $^1/_2$ behafteten Auges im aufrechten Bilde zu sehen, gelingt einem emmetropischen, vollends einem myopischen Untersucher mit den kleinen Gläsern der Refractionsophthalmoscope überhaupt nicht und selbst mit einem guten Jäger'schen Spiegel ist diese Untersuchung unbequem, weil zu starke Concavgläser*) erfordert werden, die z. Th. in unseren Brillenkasten gar nicht vorhanden sind. Setzt man dem Patienten $-\frac{1}{2}$ unmittelbar vor die Hornhaut, so wirkt es bekanntlich wie $-\frac{1}{1}$ in 1″ vor der Hornhaut: und unsere Annäherung auf 1″ kann uns schon unbequem werden.

Man erkennt ferner hierbei, wie die Vergrösserung des aufrechten Bildes von dem Abstand des Correctionsglases beeinflusst wird: in dieser Beziehung giebt der Vergleich unseres Verfahrens mit dem gewöhnlichen einen hübschen Vorlesungsversuch ab. Endlich ist es überhaupt angenehm, objectiv beurtheilen zu können, was einem Patienten seine Fernbrille leistet: man untersuche einfach durch seine Brille hindurch sein aufrechtes Netzhautbild, während der Augenspiegel das Correctionsglas des Untersuchers enthält. Das Princip fügt sich auch dem Astigmatismus. Mein Optometer kann auch mit dem Augenspiegel verbunden werden, (wiewohl ich noch nicht die beste Construction gefunden,) um die ophthalmoscopische Refractionsbestimmung zu einer wirklich objectiven Messungsmethode zu erheben, bei der man — wie bei jedem astronomischen Fernrohr — durch ein eingefügtes Fadenkreuz oder Mikrometer sich überzeugen kann, dass das (nunmehr umgekehrte) Netzhautbild wirklich dort liegt, wo man es vermuthet.

---

*) Liebreich spricht A. f. O. VII., 2, 131 von Concavlinsen, welche die zu stark convergent aus dem Auge des Patienten kommenden Lichtstrahlen nur etwas weniger convergent machen.

Ich kann dieses so überaus wichtige Gebiet nicht verlassen, ohne einige theoretische Bemerkungen hinzuzufügen, obwohl ich dabei grossentheils bekannte Thatsachen berühren muss.

Für jedes auf seinen Fernpunkt eingestellte Auge gilt $\frac{1}{R} = \frac{1}{F} - \frac{1}{N}$, wo F die hintere Hauptbrennweite des ruhenden dioptrischen Apparates, R die Knotenpunkt-Fernpunkts-Distanz, N die Knotenpunkt-Netzhaut-Distanz bedeutet. $\frac{1}{R}$, die Fernpunktseinstellung oder Refraction, hängt nicht direct von F, der Resultante der optischen Constanten des Auges, sondern von $\frac{1}{F} - \frac{1}{N}$ d. h. gleichzeitig von der Länge des Auges ab: theoretisch könnte bei verschiedenem F dieselbe Refraction bestehen.

$\frac{1}{R}$ ist das natürliche Mass der Ametropie.

$\frac{1}{R} = 0$ bedeutet Emmetropie, $F = N$.

$\frac{1}{R} > 0$ bedeutet Myopie, $F < N$.

$\frac{1}{R} < 0$ bedeutet Hypermetropie, $F > N$.

Denken wir alle Strahlenbrechungen im Auge auf drei reducirt, die an der Hornhaut, an der vorderen und an der hinteren Linsenfläche geschehen, so ist die Kenntniss von $3 \times 3 = 9$ optischen Constanten erforderlich, von welchen zwei zur Zeit noch nicht mit Sicherheit am lebenden Auge gemessen werden können:

1) der totale Brechungsindex der Krystalllinse (x),

2) die Netzhautlinsendistanz (y).

Aber nur eine von diesen beiden Grössen braucht bekannt zu sein, da durch die Bestimmung des Fernpunktes noch eine Gleichung zwischen den Constanten des ruhenden dioptrischen Apparates gegeben ist. Nun ist x eliminirt im aphakisch gewordenen Emmetropen-Auge; demselben kommt nur eine brechende Fläche zu, also nur 3 optische Constanten:

1) ϱ der Hornhautkrümmungsradius*) = 7,7 Mm. im Mittel aus zahlreichen Messungen;

2) n, das Brechungsverhältniss der flüssigen Medien, = 1,336 für die FRAUNHOFER'sche Linie D mit hinreichender Sicherheit festgestellt;

3) y'', die Hornhautnetzhautdistanz, welche aus der (hier negativen) Fernpunktsdistanz berechnet wird zu 23,8 Mm. in Uebereinstimmung mit den anatomischen Resultaten.

Hieraus folgt, dass — wenigstens für das reifere Alter — die Hauptbrennweite der in Kammerwasser suspendirten Crystallinse gleich 64 Mm. und ihr totaler Brechungsindex = 1,41 zu setzen ist. Somit gewinnen wir für das ruhende Emmetropenauge die folgenden schematischen oder mittleren Werthe der optischen Constanten, (wobei die Entfernungen von der Hornhaut aus und zwar die hinter derselben belegenen positiv gerechnet werden):

Der erste Hauptpunkt des (ruhenden) Auges	+ 1,55	statt	+ 1,9 Mm.;
Der zweite „ „ „ „	+ 1,7	„	+ 2,3 „
Der erste Knotenpunkt „ „ „	+ 7,1	„	+ 6,9 „
Der zweite „ „ „ „	+ 7,3	„	+ 7,4 „
Die hintere Hauptbrennweite „ „	+ 22,1	„	+ 19,9 „
Die vordere „ „ „	+ 16,5	„	+ 14,8 „
Der hintere Hauptbrennpunkt „ „	+ 23,8	„	+ 22,2 „
Der vordere „ „ „	— 15,0	„	— 12,9 „

Für das **reducirte Auge** erhalten wir die folgenden Mittelwerthe:

(Hauptpunkt + 1,6 statt 2,3 Mm.;
Knotenpunkt + 7,2 „ 6,7 Mm.)

1) Krümmungsradius der brechenden Fläche (ϱ) + 5,6 statt 5,1 Mm.
2) Netzhaut-Knotenpunktsdistanz (y) + 16,6 „ + 15 Mm.
folglich Sehachsenlänge (s) = + 22,2 statt + 20 Mm.
3) Brechungsindex (n) = 1,336.

Bei dem Vergleich des kleinsten Distinctionswinkels mit der Grösse der percipirenden Netzhautelemente, bei der Berechnung der Vergrösserung des ophthalmoscopischen Bildes und des Einflusses von Hilfslinsen auf die Sehschärfe, sowie

*) Wegen des physiologischen Astigmatismus wählen wir den horizontalen.

bei ähnlichen wissenschaftlichen Fragen wird man demnach gut thun, die auf Grund des schematischen Auges von DONDERS berechneten linearen Grössen der Netzhautbilder mit $\frac{16,6}{15} = 1,1$ zu multipliciren resp. jene Grössen um 10% ihres Werthes zu erhöhen; es wird sich dann vielfach eine grössere Uebereinstimmung der theoretischen Berechnung und der Beobachtung herausstellen.

Durch die Knotenpunktsebene wird das Auge in 2 Abschnitte getheilt, einen vorderen und einen hinteren. Das emmetropische Normalauge geht in ein ametropisches über, entweder durch Veränderung des vorderen Bulbusabschnittes (Ametropia antica) oder durch Veränderung des hinteren Bulbusabschnittes (Ametropia postica) oder durch gleichzeitige Veränderung beider Abschnitte (Ametropia mixta).

Noch schärfer werden die Definitionen, wenn wir sie auf das reducirte Auge beziehen, welchem wir die folgenden 3 Constanten geben:

$$\left.\begin{aligned}\varrho &= 5{,}6 \text{ Mm.}\\ \eta &= 16{,}6 \text{ Mm.}\end{aligned}\right\}\text{also } s = 22{,}6 \text{ Mm.}$$

$$n = 1{,}336.$$

Ametropie, welche auf Veränderung von n beruht, scheint nicht vorzukommen.

Ametropie kann aber bedingt sein

1) durch Variation von ϱ bei constantem y, (A. ant.),

2) durch Variation von y bei constantem ϱ (A. post., Axenametropie, der gewöhnliche Fall);

3) durch gleichzeitige Variation von ϱ und y (A. mixta), wobei eine Unterabtheilung gegeben ist durch die Bedingung s = Const. (Krümmungsametropie).

A. Axenametropie.

Für den Fall der Axenametropie findet man das jedem Grade von Ametropie entsprechende y nach der Formel $y = \frac{r' F_1}{r' - F_2}$, wo F_1 die vordere, F_2 die hintere Hauptbrennweite des Auges, r' die vom Knotenpunkt ab gerechnete, mit dem Grade der Ametropie variable Fernpunktsdistanz bedeutet.

Ist r′ die vom Knotenpunkt aus gerechnete Fernpunktsdistanz, so ist sein reciproker Werth das Maas der Ametropie ($\mathfrak{A} = \pm \frac{1}{r}$).

Legen wir das reducirte Auge von DONDERS zu Grunde, so folgt $y = \frac{r' \cdot 15}{r' - 20}$, wo r′ in Mm. auszudrücken.

Wir gewinnen die folgende Tabelle:

r′	y	s
— 3″ (H 1/3)	12,16 Mm.	17,16 Mm.
— 4″	12,76	17,76
— 6″	13,4	18,4
— 8″	13,8	18,8
— 12″	14,2	19,2
— 24″	14,6	19,6
∞	15,0	20,0
+ 24″ (M 1/24)	15,5	20,5
+ 12″	16,0	21,0
+ 8″	16,5	21,5
+ 6″	17,0	22,0
+ 4″	18,2	23,2
+ 3″	19,6	24,6

Legen wir unser reducirtes Auge zu Grunde ($\varrho = 5{,}6$ Mm., y = 16,6 Mm;) so finden wir durch eine analoge Rechnung:

r′	y	s
— 3″ (H 1/3)	13,3 Mm.	18,9 Mm.
— 6″	14,9	20,5
— 24″	16,1	21,7
∞	16,6	22,2
+ 24″ (M 1/24)	17,0	22,6
+ 6″	20,0	25,6
+ 3″	23,2	28,8

B. Krümmungsametropie und Am. ant.

Für die Ametr. ant. gilt, um das jedem Grad von Ametropie entsprechende ϱ zu berechnen, die Formel (HELMHOLTZ, physiol. Opt. p. 44)

$$\frac{n_{,,}}{g_{,}} + \frac{n_{,}}{g_{,,}} = \frac{n_{,,} - n_{,}}{\varrho} \quad \text{oder}$$

$$\varrho = \frac{(n_{,,} - n_{,})(g_{,} g_{,,})}{n_{,} g_{,} + n_{,,} g_{,,}}$$

Für das reducirte Auge von DONDERS wird $n_{,} = 1$, $n_{,,} = \frac{4}{3}$, $g_{,,} = 15$ Mm., $g_{,} = r = \frac{1}{\mathfrak{A}}$: folglich wird einfach $\varrho = \frac{5r}{20 + r}$ wenn r in Mm. ausgedrückt ist.

Ametropia ant.	ϱ	$s = y + \varrho$	y
H $1/3$ (r = − 3 × 27 Mm.	6,6 Mm.	21,6 Mm.	15 Mm.
H $1/6$	5,7	20,7	"
H $1/24$	5,2	20,2	"
E	5	20,0	"
M $1/24$ (r = + 24 × 27 Mm.	4,8	19,8	"
M $1/6$	4,2	19,2	"
M $1/3$	4	19,0	"

Für unser reducirtes Auge wird $\varrho = \frac{5{,}5\,r}{22{,}0 + r}$

Ametr. ant.	ϱ	$s = y + \varrho$	y
H $1/3$	7,4	24	16,6 Mm.
H $1/6$	6,4	23	"
H $1/24$	5,7	22,3	"
E	5,6	22,2	"
M $1/24$	5,3	21,9	"
M $1/6$	4,8	21,2	"
M $1/3$	4,3	20,9	"

Um für die Krümmungsametropie der Autoren (s = Const., y u. ϱ variabel) die jedem Grade der Ametropie entsprechenden ϱ u. y zu berechnen haben wir die Gl.

1) $\frac{n_1}{f_1} + \frac{n_2}{f_2} = \frac{n_2 - n_1}{\varrho}$ und 2) $s - \varrho = y$ oder $f_2 - \varrho = y$.

f_2 ist constant; f_1 ist variabel und zwar, wenn wir das reducirte Auge von Donders annehmen, für Myopie annähernd gleich (r — 5), wo r wieder die vom Knotenpunkt aus gerechnete Fernpunktsdistanz in Mm. bedeutet; für Hypermetropie ist annähernd $f_1 = -(r + 5)$. Folglich wird

$$\varrho = \frac{(n_2 - n_1) f_1 f_2}{n_1 f_2 + n_2 f_1} = \frac{6{,}6\, f_1}{20 + 1{,}3\, f_1}$$

Krümmungsametr.	ϱ	y	s
H 1/3 (r = — 3 × 27 Mm.	6,4 Mm.	13,6 Mm.	20 Mm.
H 1/6	5,3	14,7	
H 1/24	5,01	14,99	
E	5	15	
M 1/24 (r =+ 3 × 27 Mm)	4,9	15,1	
M 1/6	4,6	15,4	
M 1/3	4,25	15,75	

Für unser reducirtes Auge folgt $\varrho = \frac{7{,}4\, f_1}{22{,}2 + 1{,}3\, f_1}$

Krümmungsametr.	ϱ	y	s
H 1/3 (r = — 3 × 27 Mm.)	7,4	14,8	22,2 Mm.
H 1/6	6,0	16,2	„
H 1/24	5,8	16,4	„
E	5,6	16,6	22,2 Mm.
M 1/42 (r = + 3 × 27 Mm.)	5,5	16,7	„
M 1/6	5,2	17	„
M 1/3	4,4	17,8	„

Alle diese Rechnungen sind nur approximativ ausgeführt, da allzugrosse Genauigkeit hier nicht am Platze wäre.

Mit der Einführung des Metermasses in die Brillenbezeichnung (Nagel, Monoyer, Donders) zieht man es vor, die Brillengläser durch ihre Brechkraft (B), nicht durch ihre Brennweite zu bezeichnen. Es ist $B = \frac{1}{F}$.

Die Definition der Brechkraft rührt von Herschel her (On light. 1826. § 243. Vgl. das ausdrückliche Zeugniss von Coddington, Opticks, P. I., p. 95: Mr. Herschel has very appropiately designed the reciprocal of the focal length by the term Power of a Lens).

Hierdurch sind einige Bruchrechnungen vermieden. Statt 1) $\frac{1}{f_1} + \frac{1}{f_2} = \frac{1}{F}$ erhalten wir 2) $f' + f'' = F'$, wenn

$$f' = \frac{1}{f_1},\ f'' = \frac{1}{f_2},\ F' = \frac{1}{F}.$$

Aber bei ausschliesslicher Benutzung der Gl. 2 wird die Berechnung der conjugirten Vereinigungsweiten wieder complicirter. Der wahre Unterschied zwischen Gl. 1 und 2 ist der, dass man aus einer Gleichung 2. Grades durch Fortlassung des einen Factors eine Gl. 1. Grades gebildet hat, wie z. B. $(x - a) = o$ aus $(x - a)(x - b) = o$. Beziehen wir die conjugirten Vereinigungsweiten auf die Brennpunkte, so wird aus 1) bekanntlich $\varphi_1 \varphi_2 = FF$. Suchen wir diejenigen Punktpaare, für welche $\varphi_1 = \varphi_2$; so folgt aus $FF - \varphi_1 \varphi_1 = o$ sofort $\varphi_1 = \pm \sqrt{FF} = \pm F$, d. h. es giebt 2 derartige Punktpaare: ein Resultat, welches in der Gl. 2 nicht mehr direct enthalten ist.

Ueber die Untersuchung des aufrechten Netzhautbildes.

Von J. Thel.

Ueber die zur Untersuchung des aufrechten Netzhautbildes nothwendigen Correctionsgläser und über die Vergrösserung dieses Netzhautbildes ist in letzter Zeit viel geschrieben und gerechnet worden. Dass aber die einfachste und vollständigste Lösung der Aufgabe bereits von Helmholtz (Physiol. Opt. p. 177 u. 178) gegeben war, scheint weniger beachtet zu sein, obwohl Schnabel und Landolt darauf aufmerksam machen.

Ich stütze mich in dem Folgenden wesentlich auf die einleitenden Vorlesungen des Herrn Dr. Hirschberg über Ophthalmoscopie.

I) Die Correctionsgläser für das aufrechte Bild. Dasjenige Glas ist passend, für welches der Fernpunkt des Untersuchers und der des Untersuchten 2 conjugirte Bildpunkte darstellen.

$$1)\ \frac{1}{C} = -\left(\frac{1}{R'} + \frac{1}{r'}\right)$$

C ist der absolute Werth der Hauptbrennweite des Correctionsglases, R' die Fernpunktdistanz des Untersuchers, r' die des Untersuchten, vom Knotenpunkt des Glases aus gerechnet. C wird negativ, wenn R' und r' positiv, d. h. beide Augen myopisch sind. Zwei Aufgaben sind überhaupt möglich und kommen in praxi vor. *Γνωϑι σεαυτον* ist Bedingung der Lösung: R muss bekannt sein.

a) Wenn man die Refraction des Untersuchten (r') auf andere Weise ermittelt, soll das passende Correctionsglas C gefunden werden.

b) Wenn das passende Correctionsglas C empirisch gefunden ist, soll die Refraction des Untersuchten r' berechnet werden.

Neun Combinationen (3^2) sind überhaupt möglich, nämlich, wenn man mit den grossen Buchstaben die Refraction des Untersuchers, mit den kleinen die des Untersuchten bezeichnet:

E e, E m, E h,
M e, M m, M h,
H e, H m, H h.

Dieselben neun Fälle erhalten wir, wenn wir in Gl. I. R' wie r' successive positiv, negativ und unendlich setzen. Wir wollen annehmen, dass der Knotenpunkt des Correctionsglases 1'' vor dem Knotenpunkt des untersuchten Auges, das untersuchende Auge aber unmittelbar hinter dem Knotenpunkt des Glases sich befinde; dann wird

$$\pm r' = \pm (r-1),\ R' = R.$$

Wir erhalten auf diese Weise dann die folgende Tabelle der in dem gewöhnlichen Zollmass angegebenen Correctionsgläser; ein jeder Untersucher kann daraus die seinem R entsprechende Verticalreihe entnehmen. In der Tabelle ist die Null-Curve bezeichnet; y ist die Netzhautknotenpunktdistanz auf Basis des schematischen Auges von DONDERS; δ die Differenz von y, welche zur Berechnung der Tiefendimensionen dient.

Tabelle

↑ δ	y		R=−3"	R=−4"	R=−6"	R=−8"	R=−12"
0,6 Mm.	12,16 Mm.	r=−3" (r'=−4)	$+\frac{1}{1,7}$	$+\frac{1}{2}$	$+\frac{1}{2,4}$	$+\frac{1}{2,7}$	$+\frac{1}{3}$
0,6	12,76	r=−4 (r'=−5)	$+\frac{1}{1.9}$	$+\frac{1}{2,2}$	$+\frac{1}{2,7}$	$+\frac{1}{3}$	$+\frac{1}{3,5}$
0,4	13,4	r=−6 (r'=−7)	$+\frac{1}{2,1}$	$+\frac{1}{2,5}$	$+\frac{1}{3,2}$	$+\frac{1}{3,6}$	$+\frac{1}{4,4}$
0,4	13,8	r=−8 (r'=−9)	$+\frac{1}{2,25}$	$+\frac{1}{2,8}$	$+\frac{1}{3,6}$	$+\frac{1}{4,2}$	$+\frac{1}{5}$
0,4	14,2	r=−12 (r'=−13)	$+\frac{1}{2,4}$	$+\frac{1}{3}$	$+\frac{1}{3,9}$	$+\frac{1}{5}$	$+\frac{1}{6}$
0,4	14,6	r=−24 (r'=−25)	$+\frac{1}{2,7}$	$+\frac{1}{3,45}$	$+\frac{1}{5}$	$+\frac{1}{6}$	$+\frac{1}{11}$
0,5	15,0	r=∞ (r'=∞)	$+\frac{1}{3}$	$+\frac{1}{4}$	$+\frac{1}{6}$	$+\frac{1}{8}$	$+\frac{1}{12}$
0,5	15,5	r=+24" (r'=+23)	$+\frac{1}{3,4}$	$+\frac{1}{4,8}$	$+\frac{1}{7,9}$	$+\frac{1}{12,2}$	$+\frac{1}{18}$
0,5	16,0	r=+12 (r'=+11)	$+\frac{1}{4,12}$	$+\frac{1}{6,3}$	$+\frac{1}{11}$	$+\frac{1}{29}$	$-\frac{1}{132}$
0,5	16,5	r=+8 (r'=−7)	$+\frac{1}{5,25}$	$+\frac{1}{10,6}$	$+\frac{1}{42}$	$-\frac{1}{56}$	$-\frac{1}{17}$
1,2	17,0	r=+6 (r'=+5)	$+\frac{1}{7.5}$	$+\frac{1}{20}$	$-\frac{1}{30}$	$-\frac{1}{13}$	$-\frac{1}{8,6}$
1,4	18,2	r=+4 (r'=+3)	0	$+\frac{1}{12}$	$-\frac{1}{9}$	$-\frac{1}{4.8}$	$-\frac{1}{4}$
	19,6	r=+3 (r'=+2)	$-\frac{1}{6}$	$-\frac{1}{4}$	$-\frac{1}{3}$	$-\frac{1}{2,6}$	$-\frac{1}{2,4}$

II. Die Vergrösserung des aufrechten Bildes is

$$V = \frac{\gamma}{y} + \frac{\gamma q}{yr'}$$

r' ist die deutliche Sehweite des Untersuchers, in Uebereien

I.

R=−24″	R=∞	R=+24″	R=+12″	R=+8″	R=+6″	R=+4″	R=+3″
$+\frac{1}{3,5}$	$+\frac{1}{4}$	$+\frac{1}{4.8}$	$+\frac{1}{6}$	$+\frac{1}{8}$	$+\frac{1}{12}$	0	$-\frac{1}{12}$
$+\frac{1}{4}$	$+\frac{1}{5}$	$+\frac{1}{6,3}$	$+\frac{1}{8,5}$	$+\frac{1}{13}$	$+\frac{1}{30}$	$-\frac{1}{20}$	$-\frac{1}{7,5}$
$+\frac{1}{5,4}$	$+\frac{1}{7}$	$+\frac{1}{10}$	$+\frac{1}{17}$	$+\frac{1}{56}$	$-\frac{1}{42}$	$-\frac{1}{9,3}$	$-\frac{1}{5,25}$
$+\frac{1}{6,6}$	$+\frac{1}{8}$	$+\frac{1}{14}$	$+\frac{1}{36}$	$-\frac{1}{72}$	$-\frac{1}{18}$	$-\frac{1}{7.2}$	$-\frac{1}{4,5}$
$+\frac{1}{8,4}$	$+\frac{1}{13}$	$+\frac{1}{28}$	$-\frac{1}{150}$	$-\frac{1}{21}$	$-\frac{1}{11}$	$-\frac{1}{5,8}$	$-\frac{1}{3,9}$
$+\frac{1}{12,3}$	$+\frac{1}{25}$	0	$-\frac{1}{23}$	$-\frac{1}{12}$	$-\frac{1}{8}$	$-\frac{1}{5}$	$-\frac{1}{3,4}$
$+\frac{1}{24}$	0	$-\frac{1}{24}$	$-\frac{1}{12}$	$-\frac{1}{8}$	$-\frac{1}{6}$	$-\frac{1}{4}$	$-\frac{1}{3}$
0	$-\frac{1}{23}$	$-\frac{1}{12}$	$-\frac{1}{8}$	$-\frac{1}{6}$	$-\frac{1}{4,9}$	$-\frac{1}{3,4}$	$-\frac{1}{2,6}$
$-\frac{1}{20}$	$-\frac{1}{11}$	$-\frac{1}{7,5}$	$-\frac{1}{6}$	$-\frac{1}{4,6}$	$-\frac{1}{4}$	$-\frac{1}{3}$	$-\frac{1}{2,3}$
$-\frac{1}{10}$	$-\frac{1}{7}$	$-\frac{1}{6,5}$	$-\frac{1}{4,4}$	$-\frac{1}{3,6}$	$-\frac{1}{3,2}$	$-\frac{1}{2,5}$	$-\frac{1}{2,1}$
$-\frac{1}{6,3}$	$-\frac{1}{5}$	$-\frac{1}{4}$	$-\frac{1}{3,5}$	$-\frac{1}{3}$	$-\frac{1}{2,7}$	$-\frac{1}{2,2}$	$-\frac{1}{1,9}$
$-\frac{1}{3,4}$	$-\frac{1}{3}$	$-\frac{1}{2,6}$	$-\frac{1}{2,4}$	$-\frac{1}{2,2}$	$-\frac{1}{2}$	$-\frac{1}{1,7}$	$-\frac{1}{1,5}$
$-\frac{1}{2,2}$	$-\frac{1}{2}$	$-\frac{1}{1,8}$	$-\frac{1}{1,7}$	$-\frac{1}{1,6}$	$-\frac{1}{1,5}$	$-\frac{1}{1,3}$	$-\frac{1}{1,2}$.

stimmung mit der üblichen Darstellung der Lupenvergrösserung gleich 8″ oder 216 Mm. gesetzt; y die Netzhautknotenpunktdistanz, etwa 15 Mm. nach dem reducirtem Auge von Donders; q die Distanz zwischen dem Knotenpunkt des untersuchten Auges und dem des Glases, in praxi 1—2″ oder 27—54 Mm.; r′ die Fernpunktdistanz des untersuchten Auges, vom Knotenpunkt des Glases aus gerechnet.

1) Bei Emmetropie des Untersuchten wird $r' = \infty$, $V = \frac{\gamma}{y} = \frac{216}{15} = 14$, falls wir (in Uebereinstimmung mit der Erfahrung) für die verschiedenen Fälle der Emmetropie nur geringe Schwankungen des y zulassen. Legen wir aber den genaueren Werth von $y = 16{,}6$ Mm. zu Grunde, so folgt $V = 12$, was sich an die Beobachtung mehr anzuschliessen scheint.

2) Für Ametropie erlangt r′ endliche variable Werthe und auch y wird variabel.

Untersuchen wir zunächst einen concreten Fall von Ametropie unter verschiedenen Bedingungen, d. h. bei verschiedenem q, wobei auch die Brennweite des Correctionsglases sich etwas ändern muss, falls beide Augen unserer Bedingung der Fernpunktseinstellung genügen, so finden wir V variabel, wie auch schon Prof. Schweigger hervorgehoben.

V ist innerhalb gewisser Grenzen von unserer Willkühr abhängig; es wächst mit wachsendem q, wenn r′ positiv, wenn also das untersuchte Auge myopisch ist. Je grösser q, desto stärker muss das corrigirende Concavglas sein. Die Vergrösserung wächst hier ebenso, wie wenn man zu einem nach Galilei'schem Princip construirten Präparirmikroskop, welches aufrechte Bilder giebt, ein stärkeres concaves Ocular wählt. In Fällen von hochgradiger Myopie ist V deutlich grösser bei der gewöhnlichen Untersuchungsmethode, als wenn wir dem untersuchten Auge sein corrigirendes Glas unmittelbar vor seine Hornhaut setzen.

Bei Hypermetropie des Untersuchten ist r′ negativ, q bleibt positiv, da das Correctionsglas immer vor dem untersuchten Auge steht; folglich ist hier $V = \frac{\gamma}{y} - \frac{\gamma q}{y r'}$, mit wachsendem q nimmt die Vergrösserung ab, gleichzeitig wird das convexe Correctionsglas schwächer. Die Vergrösserung nimmt hier ab, wie wenn wir ein im Raum feststehendes Object mit schwächeren Convex-Loupen aus wachsendem Abstand betrachten.

Bezeichnet V die Vergrösserung in einem Fall von Ametropie, Ve die bei Emmetropie, so ist der Vergrösserungszuwachs $V - Ve = \pm \frac{\gamma q}{yr'}$, also stets direct proportional zu q, mag er an sich positiv oder negativ sein.

Die Variation von q ist innerhalb enger Grenzen eingeschlossen, weil mit wachsendem q das Gesichtsfeld verengt wird. Wir werden q im Folgenden als constant betrachten und dasselbe entweder = 1″ oder = 1½″ setzen; q < 1″ kommt kaum vor.

3) Setzen wir q constant, so ist für den Fall der Ametr. ant. in $V = \frac{\gamma}{q} + \frac{\gamma q}{yr'}$ rechter Hand nur r′ variabel. Bei positivem r′ (Myopie) ist $V - Ve = + \frac{\gamma q}{yr'}$ und bei negativem r′ (Hypermetropie) ist $V - Ve = - \frac{\gamma q}{y r'}$: der absolute Werth dieses Vergrösserungszuwachses ist umgekehrt proportional zu r′, also direct proportional dem Grade der Ametropie. Für q = 1″ wird $V = 14 \pm \frac{14}{r'}$ resp. $V = 12 \pm \frac{12}{r'}$, je nachdem man das reducirte Auge von 20 oder dasjenige von 22,6 Mm. Länge zu Grunde legt Für q = 1½″ wird (r′ immer in Zollen ausgedrückt)

$$V = 14 \pm \frac{3}{2} \cdot \frac{14}{r'}, \text{ beziehentlich } V = 12 \pm \frac{3}{2} \cdot \frac{12}{r'}.$$

V nimmt regelmässig zu von den stärksten Graden der Hypermetropie zur Emmetropie und weiter bis zu den stärksten Graden der Myopie.

4) Für den Fall der Axenametropie (A. post.) wird mit r′ zugleich y variabel in $V = \frac{\gamma}{y} + \frac{\gamma}{y} \cdot \frac{q}{r'}$. Es ändert sich y im entgegengesetzten Sinn wie r′, aber weit weniger: während r′ von + ∞ bis 81 Mm. abnimmt, nimmt y von

15 bis 19,6 Mm. zu, und wenn r' von — ∞ bis — 81 Mm. anwächst, nimmt y von 15 bis 12,6 Mm. ab, falls wir das reducirte Auge von Donders zu Grunde legen.

Einer grossen Schwankung des r' entspricht eine geringe der y, da $y = \frac{r'F_1}{r'-F_2} = \frac{F_1}{1-\frac{F_2}{r'}}$; $\frac{F_2}{r'}$ ist i. A. ein kleiner Bruch. Der Verlauf der Function V bleibt somit wesentlich abhängig von r'; und, wie im Falle der Am. ant., wächst auch im Falle der Am. post. V von den stärksten Graden der Hypermetropie bis zur Emmetropie und von da bis zu den stärksten Graden der Myopie, nur langsamer: d. h. V hat jetzt ein schwächeres Gefälle*). Hierher gehören die gewöhnlichen Fälle von Ametropie.

5) Von der Art. mixt. ist die wichtigste Unterabtheilung die der Krümmungsametropie (s = Const.); hierher kann der Fall der Aphakie gerechnet werden.

Die gewonnenen Resultate sind in der folgenden Tabelle verzeichnet.

V_1 und V_2 beziehen sich auf Ametropia ant., erstere auf q = 1'', letztere auf q = $1^1/_2$'';

W_1 und W_2 beziehen sich auf Ametropia post., erstere auf q = 1'', letztere auf q = $1^1/_2$'';

U_1 und U_2 beziehen sich auf Am. mixt. (s = Const.), erstere auf q = 1'', letztere auf q = $1^1/_2$'';
alle aber auf das reducirte Auge von Donders.

---

*) V bleibt constant für jeden Grad von Axenametropie, wenn (was praktisch schwer ausführbar) $q = \frac{r'(y-y_0)}{y_0}$, wo y_0 den der Emmetropie entsprechenden Werth darstellt, d. h. wenn der Knotenpunkt des Glases genau im vorderen Brennpunkt des Auges steht (Knapp). Aus der bekannten Formel für die Combination zweier Systeme $F_1 = \frac{\varphi_1 f_1}{\varphi_1 + f_1 - d}$ folgt für $d = f_1$ sofort $F_1 = f_1$. Dasselbe hat Landolt gefunden.

Brech-zustand.	V_1 A. ant. q = 1"	V_2 A. ant. q = $^3/_2$"	W_1 A. post. q = 1"	W_2 A. post. q = $^3/_2$"	U_1 A. mixt. q = $^3/_2$"	U_2 A. mixt. q = $^3/_2$"
H $^1/_3$	9,4	7,0	11,8	8,9		8,6
H $^1/_4$	10,5	8,7	12,8	10,7		
H $^1/_6$	11,7	10,5	13,4	12,1		11,0
H $^1/_8$	12,3	11,4	13,7	12,7		
H $^1/_{12}$	12,8	12,2	13,9	13,3		
H $^1/_{24}$	13,4	13,1	14,1	13,8		13,7
E	17,4	14,4	14,4	14,4		14,4
M $^1/_{24}$	14,6	14,9	14,7	15,0		15,4
M $^1/_{12}$	15,2	15,8	14,7	15,0		
M $^1/_8$	15,7	16,6	14,7	15,5		
M $^1/_6$	16,3	17,5	14,7	15,8		17,5
M $^1/_4$	17,5	19,3	14,7	16,1		
M $^1/_3$	18,6	21,0	14,7	16,6		21,0

Wenn wir statt des reducirten Normalauges von 20,0 Mm. Länge das von 22,6 zu Grunde legen, so gewinnen wir die folgende Tabelle, in welcher V die Vergrösserung bei Krümmungs-, V_1 aber bei Axen-Ametropie bedeutet für q = $1^1/_2$'''.

↑ Δ y	y	Brech-zustand.	V	V_1
4 × 0,4 Mm.	13,0 Mm.	H $^1/_3$	6,5	8,3
3 × 0,5	14,6 „	H $^1/_6$	9,75	11,1
0,6	16,0 „	H $^1/_{24}$	12,2	12,7
0,6	16,6 „	E	13,0	13.0
3 × 0,06	17,2 „	M $^1/_{24}$	13,8	13.3
4 × 0,87	19,1 „	M $^1/_6$	16,25	14,1
	22,6 „	M $^1/_3$	19,5	14,3

III. Berechnung der Tiefendimensionen.

Wenn sowohl des Untersuchers wie des Untersuchten Auge ihre Accommodation erschlafft haben, und der Untersucher 2 verschiedene Hilfsgläser gefunden, um 2 verschiedene Ebenen des Augengrundes scharf zu sehen, so kann er aus der Differenz in der Brechkraft der beiden Hilfsgläser mit Leichtigkeit den Tiefenabstand jener beiden Ebenen berechnen, unter der Voraussetzung, dass das dioptrische System des untersuchten Auges von dem des schematischen nicht erheblich abweicht.

In der Formel für die (von den Brennpunkten aus gerechneten) conjugirten Vereinigungsweiten

1) $\varphi_1 \varphi_2 = F_1 F_2$ ist für das reducirte Auge von Donders
2) $F_1 F_2 = 300$,
3) $\varphi_1 = r - F_1$,
4) $\varphi_2 = y - F_2$; somit folgt

I) $r = \frac{F_1 y}{y - F_1}$; $y = \frac{F_1 r^1}{r^1 - F_2}$.

Liegt das Centrum der Netzhaut in der hinteren Hauptbrennebene des Doppelobjectivs des Auges, der Gipfel der angeschwollenen Papilla aber vor dieser Ebene, so entspricht dem letzteren ein gewisser Grad von Uebersichtigkeit, für welchen y aus Gl. I zu berechnen ist. Man findet den

Tiefenabstand $\delta = y - y_0$, wo y_0 sich auf das emmetropische Auge bezieht Für denselben Beobachter bedeutet die nämliche Refractionsdifferenz der beiden Hilfsgläser, z. B. $^1/_{24}$, nicht dasselbe δ bei verschiedenen untersuchten Augen, ja nicht einmal in verschiedener Tiefe desselben untersuchten Auges. Für eine positive Refractionsdifferenz, bezüglich auf die Netzhaut eines untersuchten Auges mit M $^1/_3$ ist $\delta = 0{,}8$; hingegen bei Emmetropie des Untersuchten $\delta = 0{,}6$; endlich bei H $^1/_3$ ist $\delta = 0{,}4$: wie aus der letzten Tabelle zu ersehen. Diese annähernde Berechnung ist ausreichend. Man kann wohl damit zufrieden sein, wenn man z. B. die Tiefe einer glaucomatösen Excavation bis auf 0,1 oder 0,15 Mm. am Lebenden zu schätzen im Stande ist.

IV. Ueber Enucleatio bulbi.

Von **M. Pufahl.**

Die interessante Mittheilung des Herrn Dr. Hans Adler über den Concheurynter*), ein Instrument zur Blut stillung nach der Enucleatio bulbi und Exenteratio orbitae, veranlasste mich, die genauen Krankenjournale unserer Augenklinik über diesen Gegenstand zu vergleichen. Es stellte sich heraus, dass bei 100 Enucleationen niemals eine so starke Blutung beobachtet worden, welche die Anwendung eines Concheurynter zur Nothwendigkeit gemacht hätte. Dagegen kann er gewiss gute Dienste leisten bei der Exenteratio totalis orbitae, welche ich viermal verzeichnet fand. Allerdings wirkt hier das Ferrum candens, das meistens mitangewendet wird, als blutstillendes Mittel. Ausserdem dürfte noch zu erwähnen sein, dass unsere Methode der Tamponade sich von der, welche Herr Dr. Hans Adler als die gewöhnliche beschreibt, nicht unerheblich unterscheidet. Es wird bei uns der von einem reinen, mit reinem Wasser befeuchteten Leinwandläppchen umhüllte Charpieballen in die Orbita gestopft, während die vordere offene Seite des

*) Wiener med. Wochenschrift. 1876. No. 8 u. 9.

Läppchens aus der Lidspalte hervorragt, darauf die circumbulbäre Grube mit Charpie ausgefüllt und eine Binde darüber gelegt. Nach 24 Stunden gelingt es leicht, den Tampon zu entfernen und durch einen neuen zu ersetzen. Nach 48 Stunden wird aber überhaupt nur noch von aussen her, durch die Lider, der Verbanddruck ausgeübt.

Es scheint mir nicht ohne Interesse, die 100 Enucleationen nach ihren Ursachen genauer zu gruppiren. Die neuere Ophthalmologie hat für die Entfernung des Bulbus nicht bloss eine verbesserte gefahrlose Ausführungsmethode, sondern, grade auch auf dieser Basis, ein erheblich erweitertes Indicationsgebiet gewonnen.

Von den 100 Enucleationen wurden gemacht:
wegen intraocularen Tumors 9,
wegen Cysticercus intraocularis 8,
wegen Ophthalmia sympathica 6,
zur Verhütung der Ophthalmia sympathica 65*),
wegen Staphyloma totale 8,
wegen Glaucoma absolutum 4.

1) Selbstverständlich muss man die Enucleatio bulbi vornehmen, wenn ein im Augeninnern noch abgegrenzter Tumor als solcher erkannt worden ist; die wichtigsten Fälle sind Glioma retinae und Sarcoma choroidis.

Ein Fall von Glioma retinae sinistrae congenitum, am 9. November 1871 bei einem 10wöchentlichen Mädchen operirt (vergl. Klinische Beobachtungen aus der Augenheilanstalt des Herrn Dr. J. Hirschberg pag. 9) wurde bis zum 13. Februar 1875, also 3½ Jahre, beobachtet: das Kind war gut entwickelt, gesund und sehkräftig, die Orbita frei von Recidiven. Es dürfte dies zur Zeit immer noch der einzige Fall sein von wahrem Glioma retinae congenitum, der durch frühzeitige Operation wirklich geheilt worden ist.

Das typische Aderhautsarcom unterscheidet sich in prognostischer Hinsicht dadurch ganz wesentlich, dass beim Gliom nur ein sehr kurzes Primärstadium der Heilbarkeit

---

*) 26 wegen schwerer Verletzungen, 39 wegen Phthisis dolorosa, einige bereits im Prodromalstadium der Sympathie.

besteht, in dieser Zeit aber die wirklich rein ausgeführte Operation des vollkommen eingekapselten Tumor eine recht grosse Sicherheit des Erfolges bietet, während das Sarcoma der Choroides und des Uvealtractus überhaupt noch nach ziemlich langem Bestande durch Enucleatio bulbi geheilt werden kann, allerdings aber keineswegs immer oder auch nur regelmässig geheilt wird. (Vergl. Dr. HIRSCHBERG's Markschwamm der Netzhaut pag. 252.) So wurde der pag. 6 der klinischen Beobachtungen berührte Fall, wo bei einem 60jährigen Mann ein Sarcom der rechten Aderhaut erst 6 Jahre nach seinem Beginn zur Beobachtung und zur Operation kam, noch 2 Jahre lang nach der Enucleation beobachtet und keine Spur eines Recidivs wahrgenommen. — Grade das Gegentheil wurde im folgenden Fall beobachtet:

Herr S. L., 69 Jahre alt, bei welchem Herr Dr. P. BUSSE, zur Zeit Assistenzart in unserer Klinik, erst spontane Netzhautablösung des rechten nicht myopischen Auges, dann Druckzunahme constatirt und eine Aderhautgeschwulst angenommen hatte, gelangte am 18. September 1873 während der Abwesenheit von Dr. HIRSCHBERG mit dem Bilde der heftigsten glaucomatösen Entzündung zur Aufnahme und wurde von Herrn Dr. BUSSE sofort enucleirt. Acht Tage nach der Operation durchschnitt Dr. HIRSCHBERG den in MÜLLER'sche Lösung eingelegten Augapfel im horizontalen Durchmesser. Ein von der lateralen Seite der Choroidea vorspringender Tumor füllt die Hälfte des hintern Augenraumes und bedingt trichterförmige Netzhautablösung. Hornhaut, Sclera, Sehnerv, Linse makroskopisch nicht verändert. Vordere Kammer eng, Iris leicht entzündlich verdickt; Corpus ciliare medianwärts gelockert und seine Innenfläche mit Exsudatflocken überzogen; lateralwärts dagegen ganz in die Neubildung aufgegangen. Der hinterste Theil der lateralen Hälfte der Aderhaut ebenso wie die ganze mediale Hälfte ist zart, eher verdünnt; ganz plötzlich tritt dann aus der Aderhaut die melanotische Neubildung pilzförmig hervor und zwar wesentlich aus der Lamina fusca, da die Choriocapillaris die ganze convexe Oberfläche des Tumors überkleidet. Nach vorn reicht dasselbe bis zur Hinterfläche der Linse, die Netzhaut ist gänzlich abgelöst. — Nach brieflicher Mittheilung des Herrn Dr. Busse war binnen Jahresfrist Exitus letalis, durch Metastasen in der Leber, erfolgt.

In anatomischer Hinsicht verdient hervorgehoben zu werden (vergl. Hirschberg: v. Graefe's Archiv XXII, 1 pag. 139), dass die weissen Aderhautsarcome eine Fuscaschicht gegen die Sclera hin, die ganz melanotischen Aderhautsarcome aber eine weissliche Kapselschicht auf ihrer Convexität erkennen lassen. Die letztere ist ausserordentlich deutlich in der vorzüglichen Abbildung, welche Herr Prof. Dr. Otto Becker (Photographische Abbildungen von Augen I, 10) geliefert hat von einem Fall, zu dessen Beschreibung ich nunmehr übergehe.

Der Schlosser Wilhelm W., 56 Jahre alt, wurde am 9. October 1874 von Herrn Dr. Koeppel in die Klinik gesendet mit dem Bilde der heftigsten und qualvollsten glaucomatösen Entzündung des rechten Auges, das keinen Lichtschein mehr hatte.

Die Diagnose wurde mit hoher Wahrscheinlichkeit auf intraocularen Tumor gestellt und die Enucleation sofort vorgenommen. Herrn Prof. Becker's Abbildung ergiebt ein typisches Sarcom der Aderhaut und des Ciliarkörpers, welches die Hälfte des Glaskörpers einnimmt. Die beiden Blätter der trichterförmig abgelösten Netzhaut sind dicht an einander gepresst. Patient wurde $1^1/_2$ Jahre lang beobachtet und völlig normales Verhalten constatirt.

Ueber einen Fall von weisser Aderhautgeschwulst bei einem Kinde hat Herr Dr. Hirschberg in der bereits erwähnten Abtheilung des v. Graefe'schen Archivs gehandelt.

Einen Fall von Pseudo-Glioma möchte ich hier noch anschliessen, da diese Veränderung noch vielfach mit wahrem Gliom verwechselt wird. Am 27. Januar 1875 wurde von Herrn Dr. E. Stern die $1^1/_2$ Jahre alte Martha D. der Klinik überwiesen, welche von ihm 7 Monate zuvor an Meningitis behandelt worden. Seitdem war das rechte Auge verändert und zeigte jetzt Pericornealinjection, umschriebene atrophische Stellen in der Iris, Aufhebung der Vorderkammer, gelblichen Reflex aus der Tiefe der etwas erweiterten Pupille und Druckzunahme. Der Bulbus wurde enucleirt und dadurch eine wesentliche Besserung des Allgemeinbefindens erzielt. Die anatomische Untersuchung zeigte hämorrhagisches Exsudat unter der trichterförmig abgelösten und dunkelbraunroth infiltrirten Netzhaut sowie gelbliche Infiltration des Glaskörpers dicht hinter der Linse.

2) Während bei intraocularem Tumor auch die alten Ophthalmologen, wenn sie die Diagnose immer frühzeitig hätten stellen können, zur Entfernung des Augapfels geschritten wären, bewegen wir uns bei der zweiten Indication zur Entfernung des Augapfels, behufs Verhütung resp. Heilung sympathischer Ophthalmien, durchaus auf modernem Gebiet: die neue Methode, die Enucleation, ist das Correlat der neuen Indication.

Die wahre sympathische Ophthalmie ist zum Glück eine seltene Erkrankung; das Spielen mit dieser Diagnose kann der Fortentwickelung unserer Kenntnisse auf diesem eben so dunkeln als wichtigen Gebiet nur hinderlich sein. Ich finde unter den 100 Enucleationen nur 6, die wegen ausgeprägter maligner Iritis oder Irido-Cyclitis sympathica vollführt wurden*). Herr Dr. Hirschberg hat über dieselben bereits in den „Klinischen Beobachtungen“ sowie in v. Graefe's Archiv XXIV, 4 ausführlich referirt. Weit häufiger sind die Fälle von sympathischer Reizung oder Prodromalerscheinungen. Ueber die Indicationen der präventiven Enucleatio bulbi hat Herr Dr. Hirschberg in den „Beiträgen zur praktischen Augenheilkunde“ pag. 15 sich auf das Ausführlichste und Eindringlichste ausgesprochen und ist auch gegenüber der Thatsache, dass ungefähr 10 Mal so viele Bulbi präventiv als curativ (nach ausgebrochener Ophthalmie) enucleirt sind und trotz aller Bedenklichkeiten der auf diesem Gebiete conservativer gesinnten Ophthalmologen, welche kosmetischen Rücksichten allzu grosse Con-

---

*) Natürlich kamen noch andere Fälle von Cyclit. sympath. zur Beobachtung, wo die Enucl. des erstafficirten Auges entweder schon ausgeführt war oder nicht ausgeführt werden konnte.

cessionen machen, nicht geneigt, von seinem Standpunkt abzugehen. Warum soll man Hazardspiel mit dem Lebensglück der Patienten wagen? Ist es doch eine erfreuliche Thatsache, dass wir seit mehr als 4 Jahren in unserm eigenen beträchtlichen Material nicht mehr einen einzigen Fall von sympathischer Ophthalmie haben entstehen sehen.

3) Von den 4 Exenterationen ist ein Fall bereits (Sarcom des Unterlides und der Orbita bei einem 6jährigen Knaben) von Herrn Dr. Hirschberg in Knapp's Archiv II, 2, 1871 mitgetheilt. — Wir erfuhren durch briefliche Mittheilung vom Vater, dass nach einigen Monaten ein Localrecidiv erfolgte, welches $1^1/_2$ Jahre nach der Operation den Exitus letalis bedingte.

Ein zweiter Fall ist von Dr. Hirschberg im v. Graefe'schen Archiv XXIV, 4 ausführlich beschrieben.

Einen dritten Fall will ich hier beifügen.

Bernhardt E., 44 Jahre alt, kam am 12. April 1873 wegen einer apfelgrossen kugeligen Geschwulst, welche aus der erweiterten rechten Lidspalte hervorragte, mit einer ziemlich tiefen missfarbenen Ulceration in der Mitte. Sonst war die Oberfläche glatt, roth und ging offenbar in die Conjunctiva bulbi über. Nach Erhebung des Oberlides mit dem Desmarres'schen Lidhalter sah man den emporgehobenen Bulbus, der noch Finger zählte und dessen ganze Unterfläche mit dem Tumor fest verwachsen war.

Am 15. April gelangte er zur Aufnahme, nachdem er an demselben Tage mittelst einer Nadel sich eine grosse Verletzung der Vorderfläche des Tumor beigebracht, in der Hoffnung, „der Wurm oder Krebs" werde herauskommen. Tags darauf wurde unter tiefer Narcose die äussere Commissur gespalten, der Schnitt $1^1/_4$ Zoll nach aussen, dann $1^1/_2$" nach unten fortgesetzt, der ganze Hautlappen abpräparirt, die von der Vorderfläche der Neubildung ganz straff nach dem freien Rand der Unterlider ausgespannte Bindehaut durchschnitten und dadurch von unten Zugang zu dem Tumor geschaffen, der leicht und vollständig von der Unterwand der Orbita zu trennen war. Dann wurde oben die Bindehaut in der Uebergangsfalte getrennt, die Neubildung sammt Bulbus hervorgezogen und von der hintern Fixation abgetrennt. Die kleinen Residuen, welche nur noch hinten und unten in der Orbita sassen, wurden sorgsam exstirpirt. Ein bereit gehaltenes Ferrum candens kam nicht zur Verwendung; ebenso wenig war es nöthig, das Periost zu entfernen. Die Blutung war mässig, die Hautwunde wurde sofort geschlossen. Die Orbita wurde durch kleine Schwammstückchen, die in ein nasses Leinwandläppchen gehüllt waren, tamponirt und darauf der Druckverband angelegt. Nach 24 Stunden wurde der Tampon entfernt und von nun an die Compression von aussen durch die Lider hindurch mittelst des Charpieverbandes vorgenommen, der Verband 3 Mal täglich gewechselt und jedesmal eine Lösung von schwefelphenylsaurem Zink (0,5 : 80,0) eingespritzt. Die Hautwunde heilte per primam, Fieber trat nicht ein. Nach 4 Tagen wurde der Verband fortgelassen, die Application der Zinklösung fortgesetzt und nach 14 Tagen der völlig muntere Patient auf seinen Wunsch entlassen.

Das Präparat stellte einen grosslappigen Tumor dar, auf welchem oben der Bulbus sass. Die Conjunctiva sclerae ging deutlich auf die Vorderfläche der Neubildung über, ebenso erschien die untere Fläche von einer zusammenhängenden Haut überzogen, während hinten natürlich Schnittfläche sichtbar war. Auf dem Durchschnitt erschien der Bulbus abgeplattet, die Netzhaut aber nicht abgelöst, der hellweisse Tumor von einzelnen Bindegewebssträngen durchzogen. Das Mikroskop zeigte, dass wir mit einem Gliosarcom der Orbita zu thun hatten.

V. Ueber A. Weber's Methode der Staaroperation.

Von **M. Pufahl.**

Ueber Adolf Weber's Methode der Staarextraction liegen bisher nur wenige und zum Theil einander widersprechende Angaben vor. Deshalb möchte es nicht überflüssig sein, kurz über eine kleine Reihe von Fällen zu berichten, welche Herr Dr. HIRSCHBERG in diesem Sommer nach der genannten Methode operirt hat.

Die Zahl unserer Fälle ist nur gering, aber alle sind dafür genau in der Klinik beobachtet, so dass sich doch einige Anhaltspunkte ergeben für die Beurtheilung der WEBER'schen Methode, welche vielleicht von den Fachgenossen weniger berücksichtigt worden ist, als sie verdienen möchte.

1. Frau H., 73 Jahre alt, mit doppelseitiger reifer Alterscataract, 16. IV. 1876 rechts oben nach v. GRAEFE's Methode extrahirt und zwar unter Narcose, da die Patientin zu feig und indocil war, um still zu halten, wurde nach normaler Heilung dieser Operation am 29. IV., gleichfalls in Narcose, auf dem linken Auge nach oben mittelst des WEBER'schen Verfahrens operirt. In diesem wie in allen folgenden Fällen wurde nach dem Schnitt eine Irisexcision vollführt. — Nach 7 Stunden beim Wechseln des ersten Verbandes sieht man die Wunde geschlossen, die Vorderkammer von normaler Tiefe.

1. VI. Rechts + 4 Sn LXX : 15', + $2^1/_4$ Sn $1^1/_2$.
Links + 4 Sn C : 15', + $2^1/_4$ Sn 2.

Es trat noch eine wesentliche Nachbesserung ein.

2. Frau B., 59 Jahre alt, zeigt auf dem rechten Auge überreifen, schon leicht regressiven Staar: einen grossen gelben Kern mit schmalen netzförmigen Corticalstreifen; links vorschreitende Cataract (Finger in 6').

2. V. 1876 wurde das rechte Auge nach oben mittelst WEBER's Methode operirt und zwar wegen übertriebener Aengstlichkeit der Patientin in der Narcose. Nach 6 Stunden ist die Vorderkammer wiedergebildet, ein kleines Corticalflöckchen im Pupillargebiet.

26. V. Rechts + $3^1/_2$ Sn XL : 15', + $2^1/_4$ Sn 2.

3. Frau G., 65 Jahre alt, zeigt auf dem linken Auge reife Cataract mit geblähter weisser amorpher Corticalis, welche also als halbflüssig präsumirt wird; auf dem linken Auge fortschreitende Cataracta.

13. V. 1876 wird das linke Auge nach oben ohne Narcose mittelst der WEBER'schen Methode operirt. Bei der

Iridectomie entsteht eine kleine Blutung, welche aber die Cystiotomie nicht behindert. Die Kernentbindung wird durch v. GRAEFE's Sturzmanöver ziemlich leicht ausgeführt, wobei allerdings eine zusammenhängende Corticalmasse zurückbleibt. Alle Fixationsinstrumente werden entfernt und das Auge mit einem kalten Schwämmchen bedeckt. Die Vorderkammer füllt sich ganz mit Blut an, während der Schnitt fest schliesst. Durch dreimaliges in Pausen erfolgendes Niederdrücken der scleralen Wundlefze werden einige Staarflocken, das Blut aber nur unvollständig entleert. Die Heilung erfolgte reizlos.

Nach einer 9. VI. verrichteten Discision erkannte das Auge 20. VII. mit + 4 Sn CC : 15' und las 8. VIII. mit + $2^1/_2$ Sn $2^1/_2$: 6"; bald Sn $1^1/_2$.

4. Frau B., 64 Jahre alt, zeigt auf dem linken Auge Cataract mit weisser amorpher Corticalis.

2. VI. 1876. Extraction nach oben mittelst der WEBER'schen Methode ohne Narcose. Wegen Unruhe der Patientin gelangte die Lanzenspitze nur bis zum untern Rande der maximal erweiterten Pupille. Beim Ausziehen wird der Schnitt nach der einen Seite hin erweitert, so dass die äussere Schnittlänge wohl 11 Mm. betragen mochte. Die Evacuirung des Kerns erfolgte mittelst des v. GRAEFE'schen Sturzmanövers langsam, aber leicht. Um die Corticalresiduen zu evacuiren, musste man mit dem Unterlid der Patientin etwas energischer gegen das Centrum der Hornhaut wirken als beim v. GRAEFE'schen Schnitt.

Nach 6 Stunden ist die Wunde geschlossen, die Vorderkammer von normaler Tiefe.

25. VI. + $3^1/_2$ Sn LXX : 15', + $2^1/_2$ Sn $3^1/_2$: 6".

5. Herr B., Schmied, 60 Jahre alt, kam 2. IV. mit zahlreichen (ca. 12—14) miliaren und submiliaren Flecken des linken Hornhautcentrums, dunkelbrauner Irisverfärbung und zahlreichen zum Theil orangefarbenen hinteren Synechieen und beginnender Cataract. Die Pupille gab auf Atropin nicht nach. Auf Grund der Erfahrungen A. v. GRAEFE's (Archiv für Ophth. IX, 2, 78 Note,) wurde ein Fremdkörper im Augeninnern angenommen als Ursache der Staarbildung,

obwohl man ihn direct nicht zu sehen vermochte. Die Cataractbildung machte ziemlich rasche Fortschritte und war Anfangs August vollendet.

8. VIII. Operation mittelst der WEBER'schen Methode, nach unten wegen Indocilität des Patienten, aber ohne Narcose. Als die Lanze durch die sehr enge Vorderkammer bis über den obern Rand der nur mässig erweiterten Pupille vorgestossen war, legt sich Iris hinein; die Lanze wird ausgezogen und der Schnitt nach beiden Seiten mit dem Stumpfmesser erweitert. Derselbe umfasst ein Drittel der Cornealperipherie und liegt genau in der Ebene der Cornealbasis. Die Evacuirung des Kerns nach dem v. GRAEFE'schen Manöver gelingt nicht, sehr leicht aber nach WEBER's Verfahren, durch Niederdrücken der scleralen Wundlefze. Bei der Mittagsvisite war die Vorderkammer geschlossen. Die Heilung erfolgte reizlos.

24. VIII. erkannte das Auge mit $+ 4^{1}/_{2}$ Sn CC : 15',

5. XI. $+ 4$ SnC : 15'', $+ 2^{1}/_{4}$ Sn $3^{1}/_{2}$: 5''.

Mehr ist wegen der präexistirenden Hornhautflecke kaum zu erwarten.

Dies sind alle Fälle, welche in unserer Klinik nach WEBER's Methode operirt wurden. Sie sollen nicht etwa zu einer Statistik der Erfolge verwerthet werden, — dazu ist ihre Reihe bei Weitem zu klein: aber „kleine Reihen zeigen doch, was man thun kann" (HIRSCHBERG's Medicinische Statistik); die Fälle können immerhin zur Nachahmung ermuntern. So viel ist klar, dass der Schnitt geräumig genug ist, um den grössten Staar bequem austreten zu lassen. Aber das Sturzmanöver ist hier entschieden unzweckmässiger als das Niederdrücken der scleralen Wundlefze. Sowie die Operation vollendet ist, schliesst der Schnitt ventilartig und wenige Stunden nach der Operation findet man regelmässig die Vorderkammer wiedergebildet, was von der v. GRAEFE'schen Methode nicht ganz allgemein gilt. Die gute Schlussfähigkeit des Schnittes ist seine Lichtseite; sie involvirt aber gleichzeitig den Nachtheil, dass man Blut und Linsenreste weniger leicht evacuiren kann als nach v. GRAEFE's Verfahren. Der Hauptübelstand liegt darin, dass gute WEBER'sche Lanzen nicht herzustellen sind. Die beste ist schon nach einer oder zwei Operationen nicht mehr vollkommen brauchbar.

VI. Statistik.

Von **M. Pufahl.**

A. Operationsstatistik.

Extraction kernhaltiger Staare		28
davon nach v. GRAEFE	20	
„ „ WEBER	5	
„ mit HIRSCHBERG's Lanze	3	
Extraction kernloser Staare		1
Discision weicher und membranöser Staare		31

Iridectomie		45
davon mit Schmalmesser	5	
„ „ Lanze	40	
von den ersteren wegen Glaucoma chronicum	4	
präparatorisch zur Cataractextraction	2.	

Von den 43 Iridectomieen wurden gemacht:

wegen Leucom	12
„ Schichtstaar	6
„ angebornen Pyramidalstaar	2
„ chronischer Iritis	3
„ Glaucom	18
präparatorisch	4

Iridotomie	10
Corelysis anterior	2
Excisio prolapsus iridis	3
Punctio corneae	2
Tätowirung der Hornhaut	6
Operation des Entropium	6
Operation der Trichiasis	2

davon nach ARLT	1
„ „ SNELLEN	1
Operation der Ptosis	1
Canthoplastik	2
Operation des Epicanthus	6
Blepharoplastik	3
Aetzung einer Telangiectasie	1
Exstirpation einer Cyste aus dem Unterlide	1
Enucleatio bulbi	29
Rücklagerung bei Strabism. converg. . . .	41
„ „ Strabism. diverg.	4
Vorlagerung des M internus	9
„ „ M. externus	2
Summa	235

Die kleinen Operationen an den Lidern und den Thränenorganen sind nicht besonders gezählt.

Bei den 28 Kernstaaroperationen wurde 27 Mal ein brauchbares, 1 Mal ein sehr mittelmässiges Resultat erzielt; kein Auge ging verloren.

Es ist 8 Mal ein Lanzenschnitt gemacht worden, 5 Mal mit WEBER's, 3 Mal mit Dr. HIRSCHBERG's Lanze; diese 8 Fälle lieferten durchaus gute Resultate. Ueber die 5 Operationen nach WEBER habe ich bereits berichtet. Die 3 Operationen mit HIRSCHBERG's Lanze ergaben:

bei einem	44jähr.	Mann	mit	+ 6	Sn XXX	in	14 Fuss
„ „	53 „	„	„	+ 5	Sn XXX	„	14 „
„ einer	64 „	Frau	„	+ 3¾	Sn LXX	„	14 „

Unter den 20 Fällen, die nach v. GRAEFE operirt wurden*), ist einmal das Resultat mangelhaft gewesen bei einem 76jährigen Fräulein, der einzige Fall, wo eine stärkere iritische Reizung nach der Operation eintrat. Das Auge zählte mit + 4 Finger in 5 Fuss und nach der Iridotomie nicht mehr. Jedoch ist Aussicht vorhanden, durch eine fernere Iridotomie eine wesentliche Besserung zu erreichen.

Bei den übrigen 19 Fällen wurde erzielt:

*) Darunter einer mit gutem Erfolge von mir.

Sn XX	in 14 Fuss:	bei einer 60jähr. Frau,	also 1 Mal
Sn XXX	„ „ „ :	bei einer 74jähr. Frau und einem 55jähr. Mann,	„ 2 „
Sn XL	„ „ „ :	bei einem 30jähr., einem 40jähr., einem 60jähr. und einem 74jähr. Mann,	„ 4 „
Sn L	„ „ „ :	bei einem 61jähr. Mann und bei einer 73jähr. Frau,	„ 2 „
Sn LXX	„ „ „ :	bei einem 67jähr. Mann und bei zwei 73jähr. Frauen,	„ 3 „
Sn C	„ „ „ :	bei einer 63jähr. Frau, einem 72jähr. Mann, einer 70jähr. und einer 76jähr. Frau,	„ 4 „
		(Der letzte Fall ist complicirt mit alter Chorio-Retinitis myopica. Dasselbe wurde beobachtet bei dem folgenden Fall.)	
Sn CC	„ „ „ :	bei einem 60jähr. Mann,	„ 1 „
Sn CC	„ 10 „ :	bei einem 60jähr. und bei einem 74jähr. Mann,	„ 2 „

Letztere beide waren nicht ganz reife Cataracten bei auswärtigen Patienten. Die Extraction der reifen Cataract des anderen Auges hatte in beiden Fällen ein vollkommenes Resultat geliefert.

Von den Extractionen verdient eine besonders mitgetheilt zu werden. Sie betrifft einen Fall von Cataracta traumatica durch Eindringen eines Eisensplitters in das Linsensystem.

Der 40jährige Patient L. kam am 25. VII. mit frischer Keratitis traumatica des linken Auges, welches Sn $2^1/_2$ las. Es wurde ein wenig Rost aus der verletzten Hornhautstelle entfernt, aber gleichzeitig constatirt, dass die Narbe der Hornhaut durchging, in der Iris eine hintere Synechie im äussern obern Quadranten bestand und ausserdem einzelne deutliche Corticalstreifen in der Linse sichtbar waren. Ein

Fremdkörper konnte auch nach erweiterter Pupille nicht aufgefunden werden. Der Augenspiegel zeigte normalen Augengrund. — Es wurden Atropininstillationen und Schonung des Auges angeordnet. Zwei Monate lang blieb der Zustand ziemlich unverändert. Erst Ende September sank die Sehkraft, so dass das Auge mit + 6 nur Sn VIII erkannte; aber keine Spur von Reizung war zu bemerken. Ganz plötzlich trat am 20. October eine heftige Entzündung ein. Am 21. fanden wir das Bild einer sehr acuten Iritis, die Tension erhöht und die Linse so weit getrübt, dass Nichts mehr vom Augengrund wahrzunehmen war*). Sofort wurde die Extraction und zwar nach unten mittelst des v. Graefe'schen Schnittes gemacht. Gleich nach der Cystitomie quillt gallertige halbdurchsichtige Staarmasse hervor; sanfter Druck mit dem Kautschucklöffel auf den obern Rand der Hornhaut entleert bequem durch den geräumigen Schnitt das gesammte Linsensystem, in dessen äusserem oberem Quadranten schon beim Vorrücken der Cataract in der Vorderkammer ein schwärzlicher Körper sichtbar ist, der von der Linsenmasse eingehüllt die Wunde leicht passirt. Es ist ein zackiger polyedrischer Eisensplitter, dessen längster Durchmesser kleiner als 1 Mm. und dessen Gewicht etwas weniger betrug als $^1/_2$ Milligramm. Heilung reizlos; 14. XII. mit + $3^1/_2$ Sn XXX : 14'.

Iridotomie bei aphakischen Augen wurde relativ häufig vorgenommen und ergab unter den scheinbar ungünstigsten Verhältnissen glänzende Resultate.

Ueber einen Fall mit $S = \frac{1}{\infty}$, wo bereits anderweitig 5 Iridectomieen gemacht worden waren und die Iridotomie das Auge befähigte, mit + 3 Sn LXX in 14 Fuss zu erkennen, habe ich bereits in Knapp's Archiv V, 2, 388 berichtet.

---

*) Vergl. den durchaus analogen Fall aus Dr. Hirschberg's Augenklinik, welchen Dr. Beheim-Schwarzbach in Knapp's Archiv V, 2, 330 beschrieben hat.

Bei Cataracta traumatica membranacea gewährt die Iridotomie den Vortheil einer centralen relativ engen Pupille.

Der 13jährige Knabe G., der vor 3 Jahren eine heftige Contusion des rechten Auges erlitten, zeigte eine regressive Cataracta (aridosiliquata), welche das Pupillargebiet ausfüllte. Nach Erweiterung der Pupille las das Auge mit + 3 Sn XIV in 8 Zoll. Iridotomie nach unten innen. Abends war keine Spur mehr von dem vorgefallenen Glaskörper wahrzunehmen. 12. IX. erkannkte das Auge mit + $3^1/_2$ Sn XL : 14′, mit + $2^1/_2$ Sn 3 in 6″, zwei Monate später auch Sn $1^1/_2$.

Der 10jährige Knabe L. wurde am 25. IV. von Herrn Dr. H. Schlesinger der Klinik überwiesen, unmittelbar nachdem er durch einen Holzsplitter das rechte Auge verletzt hatte. Durch eine grosse verticale Wunde war Iris vorgefallen, die Linse getrübt. Unter Narcose wurde der Irisvorfall abgetragen; die Heilung erfolgte unter geringerem Reiz, die Linse wurde resorbirt, aber, wie immer in derartigen Fällen, die Pupille durch einen derben Nachstaar verschlossen. Das Auge zählte Finger in 2 Fuss und begann zeitweise nach einwärts zu schielen. Deshalb konnte die Operation nicht länger aufgeschoben werden. 28. IX. wurde die Punctionsnadel dicht neben der verticalen nicht weit vom innern Hornhautrande entfernten Narbe eingestochen und lateralwärts, wo der Pupillarrand frei war, eine Iridotomie angelegt. 8. XII. erkannte das Auge mit + $3^1/_2$ Sn LXX in 14 Fuss.

Bei einer 24jährigen Patientin mit Leucoma centrale adhärens und Cataracta capsularis anterior wurde auch bei vorhandenem Linsensystem die künstliche Pupillenbildung mittelst Iridotomie verrichtet und das Auge, welches nicht Sn XX lesen konnte, dahin gebracht, Sn V in 3″ zu erkennen.

In 3 Fällen bei Schwartenbildung nach Extraction der Linse (hierunter ist der oben erwähnte Fall und zwei anderweitig operirte) wurde durch die Iridotomie der Zustand des Auges nicht verändert; jedoch bleibt gute Aussicht für eine neue Iridotomie.

In einem Fall wurde bei einem 73jährigen Mann ein netzförmiger Nachstaar mittelst des v. WECKER'schen Instruments gespalten. Die Operation ging rasch und vollkommen normal von Statten mit dem obligaten geringen Glaskörpervorfall. Nach 36 Stunden trat eitrige Iritis und Panophthalmitis ein. Es ist nothwendig, diesen traurigen Fall ausdrücklich hervorzuheben, da ja bei vielen Fachgenossen die Ansicht besteht, als wäre die Zerschneidung der Kapsel mittelst der feinen Scheere eine ebenso harmlose Operation als die Discision mit der Nadel, wobei kein Tropfen Kammerwasser abfliesst. Es besteht doch ein grosser Unterschied, der auch leicht begreiflich ist: bei der Scheerenoperation wird eine mehrere Millimeter breite Wunde angelegt und der Glaskörper verletzt. Es scheint, dass dieses Trauma, wenn auch nur selten, von Augen alter Leute nicht vertragen wird. Man suche die Wichtigkeit der Beobachtung nicht durch den Einwand abzuschwächen, es sei eine infectiöse Substanz ins Augeninnere gelangt. In unserer Klinik sind nosocomiale Einflüsse gänzlich unbekannt: jedes Instrument wird vor und nach jeder Operation vom Operateur eigenhändig mit klarem Wasser gereinigt. Es ist kein Grund zu solchen transscendenten Annahmen vorhanden. Die Gefährlichkeit der Glaskörperverletzung ist ja von allen Beobachtern genügend anerkannt worden.

B. Statistik der im Jahre 1876 beobachteten Krankheiten.

Es kamen im Ganzen hinzu 3083 neue Patienten (mit 3546 Augenkrankheiten)

hiervon wurden in die Klinik aufgenommen	249
ambulant behandelt	2834

Die Krankheitsformen waren folgende:

I. Conjunctiva.

1. Conjunctivitis catarrhalis simplex	337
2. Conjunctivitis trachomatosa	156
3. Conjunctivitis blennorrh. neonatorum	63
„ „ adultorum	2
4. Conjunctivitis phlyctaenulosa	129
5. Conjunctivitis gonorrhoica	4
6. Conjunctivitis diphtheritica	2
7. Conjunctivitis crouposa	6
8. Conjunctivitis traumatica	25
9. Oedema conjunctivae	2
10. Extravasatum conjunctivae	26
11. Symblepharon	2
12. Corp. alien. in sacco conjunct.	21
13. Pterygium	3
14. Vulnus conjunct.	2
Sa.	780

II. Cornea.

1. Keratitis phlyctaenulosa	100
2. Keratitis parenchymatosa	10
3. Keratitis marginalis	74
4. Keratitis fascic.	23
5. Keratitis pustulosa	2
6. Keratitis recurrens	56
7. Keratitis punctata	2
8. Keratitis post variol.	3
9. Pannus scrofulosus	23
10. Pannus trachomatosus	39
11. Ulcus corneae simplex	45
12. Ulcus perforans (Prolaps. iridis)	16
13. Ulcus serpens	4
14. Abscessus (Hypopyon)	14
15. Maculae	128
16. Leucoma simplex	5
17. Leucoma adhaerens	31
18. Leucoma ectaticum	3
19. Leucoma totale	6
20. Staphyloma corneae	3
21. Keratomalacia	4
22. Corp. alien. in cornea	249
23. Keratitis traumat.	82
24. Vulnus corneae	7
25. Combustio	1
26. Phthisis corneae	9
27. Microcornea	1
Sa.	940

III. Sclera.

1. Episcleritis	1
2. Scleritis	4
3. Gumma sclerae	1
4. Staphyloma anter.	1
5. Laesiones	2
Sa.	9

IV. Iris et Corpus ciliare.

1. Iritis simpl. acuta	19
2. Iritis chronica	17
3. Iritis syphilitica	27
4. Iritis rheumatica	2
5. Iritis serosa	1
6. Iritis sympathica	2
7. Synechiae posteriores	9
8. Occlusio pupillae	9
9. Mydriasis traumat.	2
10. Mydriasis medicament.	1
11. Myosis	2
12. Coloboma congenitum	1
13. Membrana pupillaris	1
14. Pupilla artificialis	6
15. Iridodonesis	2
16. Corp. alien. (Cilien)	
a) in camera anter.	1
b) in camera poster.	1
17. Dialysis et Ruptura	2
18. Staphyloma corp. ciliar.	2
19. Sarcoma melanod. corp. ciliar.	1
Sa.	108

V. Choroidea.

1. Cyclitis	9
2. Choroiditis serosa (Sublatio retinae)	13
3. Choroiditis disseminata et areolaris	15
4. Sclerotico-Choroiditis poster.	15
5. Staphyloma verum Scarpae	4
6. Ruptura choroid.	1
7. Embolia artt. ciliar.	1
8. Atrophia pigmenti choroid.	2
9. Cysticercus subretinalis	4
10. Coloboma choroid.	1
11. Albinismus	1
Sa.	66

VI. Glaucoma.

1. Glaucoma acutum	4
2. Glaucoma subacutum	1
3. Glaucoma chron. simpl.	8
4. Glaucoma chron. inflamm.	1
5. Glaucoma absolutum	8
6. Glaucoma consecut.	3
7. Glaucoma myopicum	3
Sa.	28

VII. Nervus opticus et Retina.

1. Hyperhaemia retinae	2
2. Neuritis optici	3
3. Neuro-Retinitis	3
4. Retinitis e morbo Brightii	6
5. Retino-Choroiditis central.	32
6. Retinitis pigmentosa	2
7. Apoplexia retinae	4
8. Atrophia n. optici	30
9. Daltonismus	2
10. Tumores	1
11. Embolia art. centr.	1
12. Fibrae medullares	1
13. Retinitis diffusa	6
14. Retinitis syphilitica	6
Sa.	99

VIII. Amblyopia et Amaurosis.

1. Amblyopia periodica	1
2. Amblyopia potatorum	9
3. Amblyopia ex abusu Nicotian.	2
4. Amblyopia cerebralis	1
5. Amblyopia hyperopica	2
6. Amblyopia ex anopsia	4
7. Amblyopia hemeralopica	1
8. Amblyopia e scotom. central.	6
9. Amblyopia saturnina	1
10. Amblyopia e causa ignota	3
11. Hemianopsia	1
Sa.	31

IX. Lens.

1. Cataracta matura nucleocort.	31
2. Cataracta non matura progress.	68
3. Cataracta mollis	2
4. Cataracta zonularis	4
5. Cataracta polaris ant. et post.	3

6. Cataracta traumatica 18
7. Cataracta capsul. centr. ant. 10
8. Cataracta congenita 1
9. Cataracta complicata 15
10. Cataracta glaucomat. 11
11. Cataracta accreta 1
12. Luxatio lentis traumat. 2
13. „ „ spontan. 2
14. Corp. alien. in lente 2
15. Aphakia ex operatione 11
16. „ „ traumate 1

Sa. 182

X. Corpus vitreum.

1. Myiodesopsie 30
2. Opacitates 11
3. Cysticercus corp. vitr. 3

Sa. 44

XI. Bulbus.

1. Contusiones 7
2. Vulnera 9
3. Microphthalmus 2
4. Buphthalmus 8
5. Exophthalmus 4
6. Combustio bulbi 1
7. Atrophia ex blennorrh. neonat. 5
8. Atrophia ex traumate 17
9. Atrophia ex alia causa 19

Sa. 72

XII. Refraction.

1. Myopia 209
2. Hyperopia 179
3. Astigmatismus regularis
   a) hyperopicus 26
   b) myopicus 13
4. Astigmatismus irregularis 7
5. Anisometropia 12

Sa. 446

XIII. Accommodation.

1. Presbyopia cum Emmetr. 18
2. Presbyopia cum Hypermetr. 146
3. Presbyopia cum Myopia 23
4. Asthenopia accommodativa 8
5. Paralysis et Paresis accomm. 12

Sa. 207

XIV. Musculi.

1.	Paralysis oculomot. completa	8
2.	Paralysis oculomot. partialis	5
3.	Paralysis trochlearis	4
4.	Paralysis abducentis	13
5.	Paralysis facialis	2
6.	Strabismus converg. mit Hypermetr.	66
7.	„ „ „ Myopie	5
8.	Strabismus divergens mit Myopie	8
9.	Strabismus divergens ex operatione	4
10.	Strabismus divergens mit Amaurosis	10
11.	Strabismus convergens alternans	6
12.	Strabismus divergens alternans	2
13.	Insufficientia recti interni	26
14.	Nystagmus	14
15.	Blepharospasmus	3
16.	Lagophthalmus	1
	Sa.	177

XV. Organa lacrymalia.

1.	Dacryocystoblennorrhoea	29
2.	Stenosis can. lacrym. et ductus nasolacrym.	42
3.	Dacryocystitis	19
4.	Anteversio puncti lacrym.	1
5.	Fistula sacci lacrym.	8
	Sa.	99

XVI. Orbita.

1.	Periostitis margin. orbit	2
2.	Tumor	1
	Sa.	3

XVII. Palpebrae.

1.	Eczema	7
2.	Blepharadenitis	72
3.	Hordeolum	52
4.	Chalazion	38
5.	Ectropium	4
6.	Entropium	5
7.	Trichiasis et Distichiasis	13
8.	Abscessus	8
9.	Madarosis	5
10.	Laesiones	11
11.	Tumores	9
12.	Oedema	7
13.	Epicanthus	6

14. Infarct. calc. gland. Meibom.	9
15. Blepharophimosis	2
16. Pustula maligna palp. sup.	3
Sa.	251

XVIII. Simulationes. 5

VII. Casuistik.

Von **M. Rother.**

Es ist nicht so leicht, aus einer Anzahl von mehr als 3000 Fällen oder selbst nur aus den 250 klinischen Fällen die bemerkenswerthen Krankengeschichten herauszufinden. Denn der Begriff des Bemerkenswerthen ist ein relativer, und dem Anfänger erscheint interessant, was dem Erfahrenen nicht mehr lehrreich ist. Ich fühle mich deshalb verpflichtet, Herrn Dr. Hirschberg, welcher mich bei der Auswahl der folgenden Krankengeschichten aus den Journalen seiner Klinik und bei der Ausarbeitung bereitwilligst unterstützt hat, meinen ergebensten Dank auszusprechen.

Keineswegs war meine Absicht, eine enthusiastische Casuistik zu liefern, d. h. solche Fälle herauszulesen, welche einen besonders glücklichen Ausgang genommen haben, sei es mit, sei es ohne Zuthun des Arztes; sondern ich bestrebte mich diejenigen zu sammeln, welche in klinischer Hinsicht prägnant sind, mag nun der Ausgang ein günstiger oder ein weniger günstiger gewesen sein.

Abscessus corneae.

Ein 44jähriger Mann kam 14 Tage, nachdem er einen ganz leichten Stoss in das linke Auge erlitten, am 17. August 1871 in folgendem Zustand:

Links besteht ein Hornhautgeschwür von 2''' Ausdehnung, subcentral, mit eitriger Unterlaufung der umgebenden Hornhaut, so dass von dieser nur nach innen oben eine Randzone von etwa $1\frac{3}{4}$''' Breite normal erscheint. Das Auge ist atropinisirt, zählt Finger auf 1', bei ophthalmoskopischer Durchleuchtung gewinnt man einen schwach rothen Reflex; es besteht leichte Chemosis und eitriges Thränensackleiden. — Sofort wurde nach v. GRAEFE's Principien eine Iridectomie mit dem schmalen Messer nach unten angelegt und das Auge erhalten. Patient entzog sich aber schon nach 14 Tagen der weiteren Beobachtung.

Am 20. Juli 1876 kehrte er wieder, nachdem am 17. desselben Monats sein Pferd ihn mit dem Schweif am linken Auge berührt hatte. Es bestand bds. eitriges Thränensackleiden; links ein grosses Leukoma centrale, Finger auf cr. 2'; rechts centraler Hornhautabscess von $^3/_4$''' Ausdehnung mit Hypopyon.

Es wurde das Thränensackleiden behandelt, auf das rechte Auge aber nur Atropin, laue Umschläge und Druckverband angewendet. Links aber eine Iridectomie nach oben mit der Glaucom-Lanze verrichtet. Das Resultat war, dass das rechte Auge Sn $1^1/_2$, das linke Sn $6^1/_2$: 6'' lesen konnte. Es ist immerhin von Interesse zu sehen, wie nicht eine Dyskrasie, sondern ein bestimmtes Lokalleiden die Ursache ist, dass eine an sich leichte Verletzung, welche bei gesunden Individuen spurlos vorübergeht, wiederholt einen so schweren Verlauf nimmt.

Gumma Sclerae.

Die 15jährige Johanna B. kam zuerst 18. VI. 1874 mit der Klage, dass sie seit 4 Wochen auf dem rechten Auge die Gegenstände schlechter und kleiner sieht. Sn XI in 6'', Pupille durch hintere Synechien fast viereckig, Choroïditis disseminata, besonders im Centrum.

Erst 11. XI. 1876 kommt sie wieder. Sowohl die Angaben ihrer Tante wie auch zahlreiche Hautnarben an den Unterschenkeln, Auftreibung der Tibien, Reste von Rhagaden an den Lippen deuten auf ein langes syphilitisches Leiden.

Das linke Auge erscheint gesund und sehkräftig.

Das rechte zählt nur Finger auf 5'. Der äussere untere Quadrant der Sclera ist vom Hornhautrande bis über den Aequator durch eine solide Anschwellung aufgetrieben, so dass man das Unterlid nur mit Mühe zurückstreifen kann: das Gewebe der Auftreibung ist gelblich, von violetter Injection überzogen. Der entsprechende Quadrant der Hornhaut ist sclerotisch getrübt, der der Iris angeschwollen. Es besteht circuläre Synechia posterior und eine zusammenhängende Pupillarexsudativmembran schon älteren Datums, so dass man den Umriss der Papilla optica soeben noch zu erkennen vermag. Lichtscheu und Thränen gering, Tension fast normal.

Nach energischer Schmierkur ist 21. XI. die Auftreibung der Sclera wesentlich verringert, nach zweiter Schmierkur 4. XII. völlig geschwunden. Finger auf 10'.

Cataracta circumscripta pyramidalis congenita.

Bei einem halbjährigen Mädchen war auf beiden Augen ohne jede Spur von Hornhauttrübung ein weisslicher, pyramidaler Fortsatz von der Mitte der Vorderfläche des sonst ganz durchsichtigen Crystallkörpers auf beiden Augen konstatirt und als ein Ueberrest der fötalen Einstülpung der Linse in die secundäre Augenblase angesehen. Anfangs Mai 1876 wurde das nunmehr 3jährige Kind wieder gebracht.

Die scharf umschriebenen, weissen Pyramiden waren ganz unverändert, aber eine schmale Zone der vorderen Rindenschicht rings um die Basis der Pyramide graulich getrübt und in Folge dessen die Sehkraft offenbar herabgesetzt. Künstliche Mydriasis besserte die Sehkraft des Kindes und zeigte, dass der übrige Theil des Linsensystems vollkommen klar war. Bei mehrmonatlicher Beobachtung blieb der Zustand unverändert; deshalb wurde er als bleibender behandelt mittelst der Iridectomia interna wie bei Schichtstaar. Das Resultat war vollkommen befriedigend.

Schichtstaar.

Der 10jährige Knabe Oscar L. gelangte am 3. II. 1876 in die Klinik. Er hatte vor 7 Jahren Scharlach überstanden und danach war eine Trübung des rechten Auges bemerkt worden. Das rechte Auge, welches nach aussen schielt, hat guten Lichtschein, aber nach innen zu eine ungenügende

Projection; das linke liest Sn CC : 14′ und durch einen stenopäischen Spalt, welchen er selbst mittelst seiner Finger bildet, Sn 3 : 6″.

Nach Mydriasis sieht man rechts eine weisse, absolut amorphe Cataract mit einzelnen, intensiver weissen Punkten und einer kreideweissen, lyraförmigen Kapseltrübung. Die Cataract wird als flüssig angesehen. — Auf dem linken Auge bestand ein mittelgrosser Schichtstaar von $2^3/_4$‴ Durchmesser. Der Knabe war dürftig ernährt und zeigte Hutchinson'sche Zähne.

Zunächst wurde, natürlich unter zweifelhafter Prognose, am Vormittag des 4. Februar die Discision der rechtseitigen Cataract vorgenommen, wobei sich die flüssige Staarmasse in die Vorderkammer entleerte. Um 3 Uhr Nachmittags füllte eine gleichmässige, milchige Masse die Vorderkammer. Die Pupille ist eng. Um 5 Uhr klagte der Knabe leichten Schmerz, welcher nach dem Wechseln des Verbandes schwindet. Das Kammerwasser ist klar, am Boden der Vorderkammer sieht man eine niedrige Schicht kleiner, weisser Bröckel. Am 10. war dieses Depot geschwunden, die Mitte der Pupille, wo die Kapsel durchschlitzt war, vollkommen durchleuchtbar, aber die Sehkraft ausserordentlich gering, so dass er nur mühsam Finger zählte.

Auch im December desselben Jahres las das rechte Auge mit Convexgläsern nicht gröbere Schriften; die Sehkraft des linken hatte erheblich abgenommen, so dass der Knabe die Schule nicht mehr besuchen konnte. Derselbe erkannte nämlich durch seinen stenopäischen Schlitz Buchstaben von Sn 14—20 auf einige Zoll. — Die Untersuchung ergab, dass der linksseitige Schichtstaar keineswegs an Ausdehnung, wohl aber erheblich an Sättigung gewonnen hatte. Eine schmale Iridectomie nach innen mit der Luer'schen Punctionslanze angelegt, brachte das Auge dazu, Sn 2 fliessend zu lesen.

Der Fall ist bemerkenswerth, weil er die regressive Metamorphose eines alten Schichtstaars und ferner die progressive Saturation der Staarschicht deutlich erkennen liess.

Schichtstaar.

Bei einem 10jährigen Knaben aus der Clientel des Herrn Sanitäts-Rath Dr. J. MEYER, war die Sehstörung seit 6 Jahren beobachtet worden. Das Wurzelstück der Schneidezähne ist prominent, das freie Stück deprimirt und durch Furchen getheilt, die bis zur Kaufläche gehen. Andeutungen der senkrechten Furchen sind auch im Reisszahn wahrnehmbar, die Backenzähne schlecht entwickelt. Es besteht beiderseits doppelter Schichtstaar von weniger als 3‴ Ausdehnung. Die Iridectomie nach innen wurde auf beiden Augen verrichtet; danach erkannte jedes Auge: Punktgruppen von Sn $1\frac{1}{2}$: 4″. Die Papilla optica war deutlich durch den Randtheil der Linse zu sehen, jedoch astigmatisch.

Bei einem 15jährigen Knaben, wo ein feiner Schichtstaar auf beiden Augen die Symptome der Kurzsichtigkeit verursachte, war der untere Theil der oberen Schneidezähne verschmälert, gerieft und mit dellenartigen Vertiefungen versehen.

Cataracta congenita

Das 3monatliche Kind L. gelangte am 21. XI. in die Klinik, nachdem im Jahre 1875 bereits das erste Kind derselben Frau wegen angeborenen Schichtstaars discidirt worden war.

Bei Kind L. war bereits wenige Wochen nach der Geburt konstatirt worden, — nach künstlicher Mydriasis, die merkwürdig ausgiebig von Statten ging, — dass auf beiden Augen das ganze Pupillargebiet von einer homogenen, milchigen Cataract eingenommen; jetzt, 3 Monate nach der Geburt, ist die homogene Cataract schon etwas verkleinert, indem bei Mydriasis auf dem linken Auge lateralwärts, auf dem rechten medianwärts ein vertikaler Halbmond schwarz erscheint.

Die focale Beleuchtung ergiebt innerhalb der Halbmonde kleine weisse Punkte und Striche in der Kapsel. — Durch Discision wurde die spontane Resorption beschleunigt, um dem Kinde möglichst rasch zu guten Netzhautbildern zu verhelfen.

Glaucoma myopicum.

v. Graefe hat in seiner letzten grossen Glaucomarbeit darauf aufmerksam gemacht, dass wenn bei Glaucoma myopicum die Gesichtsfeldbeschränkung bis hart an den Fixirpunkt vorgedrungen ist, nach der Iridectomie der Fixirpunkt verloren gehen kann. Zu diesem Satz bildet der folgende Fall ein klinisches Beispiel:

Herr L., 44 Jahre alt, aus der Clientel des Herrn Dr. Citron, kam am 27. II. 1876 mit der Angabe, dass er seit Kindheit kurzsichtig und dass in letzter Zeit die Kurzsichtigkeit zugenommen und eine Sehschwäche des linken Auges sich eingestellt habe. Das rechte Auge liest Sn $1^1/_2 : 4''$, mit —5 Sn XII : 12′ und Sn $2 : 5^1/_2''$. Das linke erkennt Finger: 5′ und Sn 3 : 2—3″ sehr mühsam. Das Gesichtsfeld des rechten Auges ist normal, das des linken aber von innen her eingeschränkt, dergestalt, dass die schräg von innen oben nach aussen unten ziehende Grenzlinie hart am Fixirpunkt vorbeistreift. Die objective Untersuchung ergiebt Langbau der Augen, excessiv myopische Einstellung, rechts ein gewöhnliches Staphyloma posticum, links dagegen eine höchst eigenthümliche Veränderung: Lateralwärts umkreist den Sehnerveneintritt in c. $^3/_4$ Millimeter Entfernung, von oben nach unten ziehend, ein elliptischer Halbbogen; sowohl der Sehnerveneintritt als auch die zwischen seinem lateralen Rande und jenem Bogen gelegene Zone sind deutlich excavirt. Es ist wohl zu bemerken, dass beim Staphyloma verum Scarpae der scharfe Randbogen in grösserer Entfernung vom Sehnerven und am deutlichsten medianwärts hervorzutreten pflegt. — An der glaucomatösen Natur des Leidens konnte um so weniger gezweifelt werden, als sehr bald schnellender Arterienpuls auf der ganzen Papilla optica und Härtezunahme des Bulbus sich einstellte, auch die Sehkraft noch weiter sank.

Patient refüsirte Geschäfte halber die vorgeschlagene Operation und unterzog sich derselben erst am 1. Mai. Es wurde nach unten eine sehr breite und periphere Iridectomie angelegt und hierdurch zwar der spontane Arterienpuls und die Härte des Bulbus beseitigt, aber das Sinken der Sehkraft nicht hintangehalten. Das Auge vermochte nach der Operation nur Finger excentrisch auf 3—5' zu zählen. Leichte Pigmentveränderungen im Centrum der Netzhaut konnten wohl nicht als Ursache des Ausfalls vom Fixirpunkt angesprochen werden, da sie bereits vor der Operation bestanden hatten; allerdings nahmen sie im Verlauf der folgenden Monate noch weiter zu.

Glaucoma diabeticum.

Herr W., 52 Jahre alt, aus der Clientel des Herrn Dr. D. Loewenstein, gelangte am 31. X. 1876 in die Klinik.

Bei dem kräftig gebauten, wohlbeleibten Patienten war vor 4 Jahren ganz zufällig Zucker im Urin gefunden worden. Er ging alljährlich nach Carlsbad, zu grossem Vortheil für seinen Zustand. Ich entnehme einem Schreiben des Herrn Dr. Zimmer aus Carlsbad an Herrn Dr. Hirschberg die folgenden Notizen:

> „Bei dem Patienten trat der Diabetes anfänglich in leichter Form auf, nur verschwand der Zucker nicht so prompt wie sonst bei Fettleibigen. In diesem Jahre kam er auffällig magerer nach Carlsbad; ich fand den Harn von normalem spec. Gewicht (1019 resp. 1021), Zucker nur in Spuren, später gar nicht mehr, dagegen sehr bedeutende Mengen von Eiweiss.“

Vor 3 Jahren beobachtete Pat. eine mässige Amblyopia auf beiden Augen. Während das linke Auge nahezu gleich blieb, sank die Sehkraft des rechten im Laufe der letzten Monate. Aber erst eine heftige Entzündung des rechten Auges, welche vor 6 Tagen auftrat und ihm die wüthendsten Schmerzen verursachte, veranlasste ihn Hülfe zu suchen.

Das linke Auge liest mit + 6 Sn $1^1/_2$ langsam in 6—7" und zeigt ein nahezu normales Gesichtsfeld:

O 60°, OJ 58°, J 60°, UJ 48°,
U 58°, UA 82°, A 85°, OA 55°.

Das Auge ist äusserlich normal, zeigt aber eine zarte, grauröthliche Verfärbung der Papilla optica ohne Verschleierung ihrer Grenze; in der Nachbarschaft der Papilla einige rundliche, hellrothe oder auch dunkelbraune Blutflecke in der Netzhaut, kleine, ziemlich blasse in der Peripherie, namentlich längs der Hauptvenen, endlich nahe dem Centrum des Augengrundes einige rundliche, kleine, grauweissliche Flecke in der Netzhaut. Rechts besteht Ciliarneuralgie, Pericorneal-Injection, Mydriasis, diffuse Trübung der brechenden Medien, erhöhte Spannung und nahezu vollständige Amaurose. — Die Untersuchung des Urins ergiebt die Anwesenheit von Eiweiss und Zucker. Der Gehalt des letzteren beträgt nach gütiger Mittheilung des Herrn Prof. SENATOR 3 %.

Die Iridectomie nach oben wurde natürlich unter ungünstiger Prognose für die Sehkraft verrichtet; Schmerzen hörten sofort auf, man erkannte eine flache Totalexcavation der Papilla optica und einige parapapilläre Blutungen. Pat. reiste nach zwei Wochen wieder in seine Heimath ab.

Regressive Stauungspapille.

Der Lehrer D., 40 Jahre alt, wurde am 26. V. 1876 von Herrn Dr. MENGER in die Klinik gesendet.

1867 war er wegen Stauungspapille, Kopfschmerzen und periodischer Obscurationen in der v GRAEFE'schen Klinik behandelt und hierselbst auch von Herrn Dr. HIRSCHBERG beobachtet worden. Seitdem ging es ihm besser, so dass er bis vor einer Woche seinem Amte vorstehen konnte. Die Papilla optica ist beiderseits weiss und trüb, die Gefässe der Netzhaut sehr eng. Das rechte Auge erkennt: Sn XII : 12'; Sn $1^1/_2$: 7—18", das linke Sn CC : 12'; + 6 Sn $2^1/_2$ mühsam.

Das Gesichtsfeld des rechten Auges stellt einen schräg von aussen oben nach innen unten, durch den Fixirpunkt ziehenden Streifen dar, dessen Breite im Centrum 30° beträgt, nach der Peripherie zu aber bei unregelmässiger Gestalt grösser ist. Das linke Gesichtsfeld ist eine sphäroide Figur, annähernd im Centrum; es misst nach

O 12°, OJ 6°, J 6°, UJ 4°,
U 22°, UA 23°, A 24°, AO 20°.

Die Kopfschmerzen und Obscurationen schwanden unter einer Quecksilberkur, auch besserte sich die Sehkraft des linken Auges (Sn XL : 12'). Einige Wochen nach der Entlassung traten Krämpfe auf, welche Herr Dr. MENGER zunächst mit Erfolg behandelte, so dass Pat. am 1. August nach völligem Aufhören der Krämpfe ins Seebad entlassen werden konnte.

Amaurosis ex haemorrhagia uterina.

Frau T., 33 Jahre alt, wurde am 4. II., 4 Tage nach Abgang einer ungewöhnlich starken Menstrualblutung, vollkommen blind und ist blind geblieben. Beiderseits besteht atrophische Excavation der Papilla. Die Arterien auf der Papilla sind von normalem Caliber; ihre Aeste wohl etwas verschmälert, jede Spur von Periarteritis retinae wird vermisst.

Mikrophthalmus congenitus.

Ein 6wöchentliches Mädchen wird gebracht in folgendem Zustande:

Beiderseits besteht Mikrophthalmus; die rechte Hornhaut misst im horizontalen Durchmesser 7 Mm., die linke etwas über 6 Mm. Beiderseits besteht ein angeborener Irisspalt nach unten, beiderseits besteht ein Spalt der Netz- und Aderhaut, vom oberen Rande des Sehnerven aus nach unten zu bis über den Aequator zu verfolgen, stark hügelig und von einzelnen Netzhautgefässen überzogen. — Links ist die Hornhaut fast oval, mit vertikaler Achse, und wie das Spiegelbild zeigt, von cylindrischer Krümmung.

Das Kind hat vor dem Tragus beiderseits ein blindes Löchelchen, so gross wie ein Thränenpunkt; dies ist offenbar ein Rest der Kiemenspalte: ein ähnliches Löchelchen, ein wenig grösser, befindet sich am Os coccygis und stellt ein Rudiment der Spina bifida dar.

Traumatische Abducens-Lähmung.

Der 14jährige Knabe Paul V. kam am 4. VIII., zwei Tage nachdem er auf den Hinterkopf gefallen, mit der Klage des Schielens und Doppeltsehens.

Sehkraft und Spiegelbefund normal; Lähmung des linken Abducens, Beweglichkeitsdefect 7 Millimeter. Der Strabismus betrug für ein medianes 2,3 Meter entferntes Object 13^0 resp. 5 Millimeter.

$-20^0, 0^0 : +19^0$
$0^0, 0^0 : +15^0, +5^0$
$+10^0, 0^0 : +\ 7^0.$

5. X. Status idem.

26. X. $0^0, 0^0 : +5\frac{1}{2}^0$.

20. XI. $0^0, 0^0 : +3^0$. Convergenz vom blossen Auge nicht mehr sichtbar.

16. XII. Diplopie vollkommen geschwunden.

Angeborene Abducens-Lähmung.

Die 6jährige Regina S. wurde am 29. IX. gebracht zur Heilung des angeborenen Schielens. Jedes Auge liest feinste Schrift, es besteht kein Doppeltsehen; das Einwärtsschielen ist bedingt durch eine sehr hochgradige Lähmung des rechten Abducens (Beweglichkeitsdefect 4'''). Unter Narkose wurde der rechte Internus zurückgelagert und der Externus vorgenäht. Der Effect war recht befriedigend. Die Augen stehen für mittlere Stellung ein, jetzt aber wurde gekreuzte Diplopie nach der linken Seite des gemeinschaftlichen Blickfeldes hinüber beobachtet, entsprechend der operativen Insufficienz des Internus.

Strabismus divergens durch Vornähung vollkommen geheilt.

Hermann S., 23 Jahre alt, kommt am 26. VI. wegen Auswärtsschielens des rechten Auges. Dasselbe beträgt bei Fixation eines medianen Objectes von 2′ Abstand ca. 6 Mm., also ungefähr 30°. Das linke Auge liest Sn $1\frac{1}{2}$: 12″, das rechte nur bis auf 3″; Doppelbilder waren an Dr. Hirschberg's Schema nicht zu eruiren, wahrscheinlich weil das schielende Auge in einer zu excentrischen Partie der Netzhaut von dem Bilde getroffen wurde.

Am 26. VI. wurde der rechte Internus vorgenäht, am 30. betrug das Schielen, gemessen an Dr. Hirschberg's Blickfeldschema*), 15°. —0°, 0°: —15°, —6°

1. VII. 0°, 0°: —14°, —8°.

Tenotomie des rechten Externus mit wenig beschränkender Sutur. Es restirt geringe Divergenz; nachdem diese Sutur und die obere der Vornähung gelöst worden, stehen die Augen nahezu ein.

2. VII. besteht von 5″—6′ Einfachsehen für mediane Objekte.

Am Gesichtsfeldschema, dessen Abstand 2,3 Meter beträgt, werden folgende Werthe erhoben:

	2. VII.	7. VII.	10. VII.	15. VII.
—30°, 0°	0			
—20°, 0°	+ 2°, 0	+ 3°, 0	0	0
— 0°, 0°	+ 5°, — 5°	+ 8°, — 3°	0	0
+ 20°, 0°	+ 11°, — 10°	+ 7°, — 5°	+ 5°, — 5°	0

Das Resultat war vollkommenes Einstehen der Augen im ganzen Blickfelde und ebenso beim Lesen, während an dem Bestehen des binocularen Sehens durchaus nicht gezweifelt werden konnte.

---

*) Vergl. Beitr. zur pract. Augenheilk. v. Dr. Hirschberg, Berlin 1876, H. Peters.

Der 14jährige Carl B. leidet an Kurzsichtigkeit beider Augen und Auswärtsschielen des rechten Auges.

Rechts: — 8 Sn C : 15', Sn 2 : 4". Links: — 8 Sn XXX : 15' Sn $1\frac{1}{2}$: 4".

0°, 0° : — 14°, + 1°.

Bei leicht gesenkter Visirebene und 20' Objectabstand besteht gekreuzte Diplopie, welche durch 20° Prismen nicht vollkommen corrigirt wird.

4. VII. Tenotomie des rechten Externus.

	5. VII.	8. VII.	14. VII.	28. VII.
— 20°, 0°	0	+ 3°	0	0
— 10°, 0°	0			
— 5°, 0°	+ 2°			
0°, 0°	+ 8°, 0	+ 13°	+ 3°	0
+ 10°, 0°	+ 12°, 0			
+ 20°, 0°	> 15°	+ 15°	+ 15°, — 2°	

Natürlich wird bei diesen Messungen ein rothes Glas dem einen Auge vorgehalten.

Spontan besteht keine Diplopie, weder für die Nähe noch für die Ferne.

Druck von H. S. Hermann in Berlin.
Beuth-Str. 8.

Von Dr. Hirschberg ist früher erschienen:

1) **Der Markschwamm der Netzhaut.** Eine Monographie mit 3 Tafeln. Berlin 1869, A. Hirschwald.

2) **Die mathematischen Grundlagen der medicinischen Statistik.** Leipzig 1874, Veit & Comp.

3) **Klinische Beobachtungen aus der Augenheilanstalt von Dr. J. Hirschberg.** Wien 1874, W. Braumüller.

4) **Beiträge zur praktischen Augenheilkunde.** Berlin 1876, H. Peters.

Druck von H. S. Hermann in Berlin.
Beuth-Str. 8.